手術件数1000件超の名医が教える

がんにならないシンプルな習慣

Simple Habits For Preventing Cancer

産業医科大学第1外科講師
佐藤典宏

青春出版社

はじめに

今、がんになる人はどのくらいいるかご存じですか？

日本では、年間１００万人以上が新たにがんにかかると報告されています（国立がん研究センターによる２０１９年のがん罹患《りかん》数予測は約１０１万７千２００例）。つまり、おおざっぱに言って毎日「２７００人」以上の人ががんの告知を受けている計算になります。

このような時代にあっては、がんは決して特別な病気ではなく、高血圧や糖尿病などと同様に、ごくありふれた病気となりつつあります。最近よく耳にするように「日本人の２人に１人が一生のうちにがんにかかる」時代なのです。

本書を手に取ってくださった方のなかにも、過去にがんを発症したことがある人、今まさにがん闘病中の人、あるいは家族ががんと診断されて心配されている人がいるかもしれません。

ただ、こんなに身近な病気になったにもかかわらず、多くの人が「がん」について正しく理解していません。

また、がんについての情報が多すぎて、どの情報を信じてよいのかわからないような状況にもなっています。

たとえば、１つの食べ物についても、「がんに効く」という人がいる一方で、「がんには効果がない」という人もいて、様々な情報が混在しています。

私が担当する患者さんのなかにも、がんのことをよく理解していない人や、間違った情報を信じている人が少なくありません。

私は現在、大学病院で外科医として働いています。がん診療連携拠点病院のため、多くのがん患者さんが受診され、私自身もすい臓がん手術を中心に、これまでに１０００件以上の外科手術を行ってきました。過去にはアメリカの大学でがん研究をしていたこともあり、今でも時間を見つけては世界中の論文を読み、がんの最新情報を集めています。

そうしてたくさんのがん患者さんを診察し、治療後の経過を観察していくなかで、がんにかかりにくい人、かかっても治療がうまくいく人、治療後に再発しない人のおおよその傾向が見えてきました。そして、それは私たち医療者による治療の成果というだけでなく、患者さん自身が患者さんにしかできないことを意識的に行っていただいたことで、がんを遠ざけられたということがわかってきました。

それが本書で紹介する、がんに対する心構えであり、食事、運動、睡眠などの生活習慣であり、ストレス対処法なのです。

そのいずれも、世界の最新の研究で「医学的根拠《エビデンス》がある」と裏づけられているので、安心して行っていただいていいものばかりです。

がん治療には、手術、抗がん剤、放射線治療の「３大療法」以外にも、免疫治療、先進医療、補完代替医療など、たくさんの選択肢があります。いずれも医学の進歩で日々精度が高まっています。

ただ、どの治療法を選んだとしても、患者さん自身の心構えや生活習慣、ストレス対処法があってはじめて効果的なのだということを、長年がん治療にかかわって実感しています。

ぜひ本書で、がんに対する正しい知識を身につけ、がんの告知を受けて不安な毎日を送っている人や、治療後に再発を怖れている人が、少しでも明るく前向きに生きることができるように願っております。

佐藤典宏

目次

第3章 免疫力がアップする！ がんを予防する生活習慣

第4章 専門医だけが知っている！ 受けるべき検査・不要な検査

カバー画像：Alexander Raths/stock.adobe.com
本文イラスト：うつみちはる
本文DTP：エヌケイクルー

第1章　がんをはねのけた人にはこんな共通点があった！

がんを遠ざけた人が実践していた7つの心構え

同じステージのがん患者さんに同じような治療をしても、すぐに再発してしまう人と再発せずに平穏な生活を取り戻せる人がいます。

また、すでに全身に転移している、あるいは手術ができないほど広がったがんと診断されても、数年にわたって元気に生活し、外来に通ってこられる患者さんもいます。

このように治療後に再発しない人、進行がんを克服した人、あるいは、がんがあっても元気に暮らしている患者さんたちをよく観察すると、ある共通点があることがわかりました。

それは、ある種のマインドセットを持っているということです。

マインドセットとは、ものの考え方、価値観、心構えといった意味で、がんを克服した患者さんたちには、がんに対する共通した心構え、向き合い方が見られるのです。

本書では、がんにならない、再発しないための食事、運動、睡眠などの生活習慣を「医学的根拠」に基づいて紹介していきます。しかし、どんなに理にかなった食事をし、健康的な生活習慣を送ったとしても、がんに対する心構え、向き合い方が不十分だと、思うような効果が得られないことがあります。

そこでこの項目では、がんに対する心構え、向き合い方を7つのポイントにまとめました。がんを遠ざけ、再発させないために、まずはそれをしっかり確認しておきましょう。

① がんを受け入れ、必要以上に怖れない

たいていの人は、がんの告知を受けたときには落ち込んでしまい、「私はいつ死ぬのだろうか?」「どんな痛みやつらい症状が出るのか?」と否定的なことばかり考えてしまいます。

また、手術を受けた後や、治療中でもがんの再発のことが頭からはなれず、なかには生活に支障をきたしたり、ひどい場合はうつ状態になってしまう方もいます。

しかし、がんを克服した人は、がんを受け入れ、必要以上に怖れません。たとえ落ち込んでも一時的であり、引きずらないのです。なぜなら、がんを怖れても何一つメリットがないことを知っているからです。

むしろ、がんを必要以上に怖れることは食欲の低下や不眠、あるいはストレスとなり、全身状態や免疫力を低下させる原因となってしまいます。

もちろん、完全にがんのことを忘れるのは難しいでしょう。

詳しくは後述しますが、いまやがんは治る病気です。6割以上の患者さんが5年以上生存するという統計結果も出ています。

にもかかわらず、1日中がんのことを考え続けていたら、ストレスがたまり、治療にも前向きになれません。

まずは何より「自分は大丈夫」と思い込み、がんのことを必要以上に怖れないことが大切です。

②くよくよせずいつも笑顔でいる

がんを克服した人は、くよくよせず、いつも笑顔でいます。

そう言うと、「がんになって笑顔になんてなれるわけがない！」と言われるかもしれません。

しかし、不思議なことに、無理をしてでも笑顔でいると、つらいことを忘れ、気分が晴れてきます。また笑顔でいると免疫力（ナチュラルキラー細胞〈以下、ＮＫ細胞〉などの免疫細胞の数や活性度）がアップし、自然治癒力が高まることが医学的に証明されています。

もちろん体調のすぐれないときや、きつくて笑顔でいられないときもあるでしょう。そんなときでも1日に何度か鏡を見て、意識してステキな笑顔をつくってみてください。それだけで気持ちが前向きになり、免疫力が高まって、体ががんに立ち向かう態勢を整えてくれるのです。

③自分で治療法を決定する

患者さんのなかには、がんの治療方針を決めるとき、自分でいっさい考えずに、主治医（あるいは家族）がすすめるままに治療法を選ぶ人がいます。

しかし、がんの治療法は患者さん自身がよく考え、最終的には自分で決定することが重要です。

がんを克服した人は、治療法を医者・家族まかせにせず、最終的に自分で決定します。そして、治ると信じてその治療法を受けるのです。

もちろん、主治医の意見をよく聞くことは大切です。ときに家族の意見を参考にすることもあるでしょう。しかし、自分の意思で治療法を選ぶことにより、「自分で治す」という積極的な気持ちと責任感が生まれます。途中で投げ出したくても、「自分で選んだのだから」とがんばれるのです。

がん治療を受けるのは、ほかでもない「あなた自身」です。

誰がなんと言おうと、がんの治療方針は、最終的には自分自身で決めることが重要なのです。

④ 一喜一憂せず、つねに前向きに考える

がんの治療は、うまくいくことばかりではありません。

治療の効果が思わしくないこともあります。副作用や合併症、あるいは後遺症などでつらい日々も出てくるでしょう。調子が悪いときや、痛みなど症状があるときは、「再発し

たのでは？」と心配になるかもしれません。

ただ、がんを克服して長生きしている人は、こういったことで一喜一憂しません。いくら悩んでも、がんがよくなるわけではなく、むしろ心理的ストレスとなってがんを進行させてしまう可能性があるからです。心配なことが出てきたら、自分一人で悩まず、遠慮せずに主治医や看護師に相談することです。そして、「いい日もあれば悪い日もある」と現実を受け入れ、つねに前向きに考えることが大切です。

⑤ 趣味や好きなことをあきらめない

がんになると、検査、入院、手術、抗がん剤治療、外来通院など、色々なことに時間と体力と気力を奪われ、自分のやりたいことができなくなることがあります。

しかし、がんになったからといって、趣味やスポーツ、旅行など楽しいことをあきらめる必要はありません。

がんを克服した人は、今できる範囲のなかで、趣味や好きなことを続けている人がほとんどです。

それどころか、がんになってから新しい趣味を見つけたり、温泉旅行や海外旅行に出かけたり、人生をエンジョイしている人もいます。その結果、生きる目標や意欲がわいてきて免疫力が高まるのです。

「がんになったから、できなくなった」ではなく、探してみると「がんでもできること」が意外にたくさんあります。それどころか、「がんになったからこそできること」もあるのです。

自分の趣味をあきらめず、好きなことを思いっきり楽しんでください。

⑥まわりの人に甘えず自分の役割を放棄しない

がんになると、まわりの人が気を遣い、あなたの代わりに色々とやってくれるようになります。

たとえば、家庭で以前やっていた家事も家族の誰かがやってくれるようになるかもしれませんし、仕事も休みがちになり、ほかの人があなたの仕事を代わってくれるようになるかもしれません。

しかし、これでは前向きに生きる気持ちが失われ、活動性が低下していきます。

がんを克服した人は、まわりの人たちに必要以上に甘えず、自分ができる範囲のなかで、自分の役割をこなしています。

「自分は必要とされている」「自分にしかできないことがある」と信じて、家庭、仕事、コミュニティーにおける務めをしっかりと果たしているのです。

その結果、体を動かすことが増えますし、役割や責任感が生まれ、生きる力になるのです。

⑦感謝の気持ちを忘れない

がんになると自分の不幸を嘆き、感謝の気持ちを忘れがちになります。

まわりの親切もよそよそしく感じるようになり、ときには「自分の気持ちなどわかるものか！」と、周囲に怒りをぶつけたくなることもあるでしょう。

しかし、がんを克服した人は、感謝の気持ちを忘れません。

がんを克服した人は、つねに誰かに「ありがとう」と言っています。

感謝の相手は、自分を支えてくれる家族や友人、医療関係者であったり、自分が今生きていることに対してだったりします。

感謝の気持ちはストレスを取り除き、あなたの治療にいい作用をもたらしてくれるでしょう。それを信じて、周囲への感謝を忘れないようにしましょう。

治療の効果がアップする習慣

がんの治療を成功させる重要なポイントに、治療中あるいは治療の前後で、体力および栄養状態を良好に保つことがあげられます。

そのためには、患者さん自身でできることを、毎日コツコツと続けることが必要です。言ってみれば、セルフケアを行うということです。

がん治療の目的は、当然、がんをとりのぞいたり死滅させたりすることです。しかしその治療は同時に、正常な細胞や組織にもダメージを与えます。そのため、少なからず体にとって負担となってしまうのです。

手術、抗がん剤、放射線治療に代表される「がんの標準治療」には、期待される効果だけでなく、合併症や副作用が伴うのはそのためです。

せっかくベストの治療法を選択したとしても、体が負担に耐えられなければ、治療が続けられなくなりますし、むしろがんが進行してしまうこともあります。

実際、手術を受ける患者さんの体力や筋肉量が低下している場合や、栄養状態が悪くなっている場合、術後の合併症の確率が増え、死亡率が高くなることが多くの研究で明らかになっています。

また、抗がん剤や放射線治療中には筋肉（とくに体を支え、動かすための骨格筋）の量が減る患者さんが多くいます。筋肉量の減少率が高い人は、生存期間が短くなることも報告されています。

がんを克服する上では、治療中あるいは治療の前後で、体力や栄養状態など全身のコンディションを、できるだけいい状態に保つことがポイントになってくるのです。

そのためには、毎日の習慣として、運動と食事による栄養サポートが必要になってきます。詳しくは第2章と第3章で解説しますが、ここではそのポイントを紹介しておきます。

運動で体力をつけておく

がんを克服するために必要な運動の種類としては、「有酸素運動」と「レジスタンス運動（いわゆる筋力トレーニング）」の両方が必要です。理想的には、有酸素運動（30分以上）を毎日、レジスタンス運動（20〜30分）を週に2日行うのがよいでしょう。

具体的におすすめの有酸素運動を挙げておきます。

・ウォーキング
・ジョギング
・サイクリング（フィットネスバイク）
・スイミング
・水中エアロビクス……など

このなかから、無理なく楽しく続けられるものを選んでください。

ウォーキングの場合、ゆっくりとした散歩ではなく、できれば少し息切れするくらいの早歩き（速歩）を目指しましょう。

レジスタンス運動とは、筋肉に負荷をかける運動のこと。スポーツジムでトレーナーの指導のもと、マシンを使ったプログラムを行うのがベストですが、自宅や散歩中の公園などでできるものもあるので、紹介しておきます。

・ダンベル運動

・腕立て伏せ
・屈伸運動(スクワット)
・かかと上げ運動……など

それぞれ1セット10回として3セットを目標にしましょう。

運動の順番としては、レジスタンス運動をした後に、有酸素運動を行うと、より効果が高くなると言われています。

栄養サポートも大事

運動に加えて、栄養のサポートも大事です。

手術や抗がん剤、放射線治療では、合併症や副作用で食欲が低下することもあります。その結果、食事から得られる栄養素が絶対的に不足していきます。

また、一部のがん患者さん(とくに消化器がん)は、消化・吸収障害や慢性炎症などによってたんぱく質の消費・分解が進んでいます。そのため、がん患者さんでは栄養状態が悪化、とくにたんぱく質が不足することで筋肉や筋力が減少する傾向があるのです。

がん患者さんは、偏りのない栄養バランスのとれた食事を基本に、魚や肉、卵、乳製品などでたんぱく質を意識してとることを心がけてください。

たんぱく質の摂取量の具体的な目安は、体重1kgあたり1・2～1・5g（体重50kgであれば、1日に60～75g）です。1日の食事で、このたんぱく質摂取量を目標にしましょう。

ちなみに、鶏ささみ100gで約23g、マグロの赤身の刺身5切れで約16g、焼き魚（1切れ）で約18g、豆腐1／2丁で約10gのたんぱく質がとれます。参考にしてください。

食事があまりとれない場合には、「プロシュア」（アボットジャパン株式会社）、「インパクト」（ネスレ日本株式会社）などのたんぱく質を強化した栄養補助食品を利用するのもよいでしょう。

最近では、がんの手術が決まった段階で、体力や栄養状態を改善するために手術前から運動や食事指導などのリハビリテーション（専門用語ではプレハビリテーション）を実施する施設も増えています。

この手術前のプレハビリテーションは、がん手術後の合併症を減らし、回復を早め、さらに長期の生存率まで改善することが明らかになっています。

このほかにも、がんの手術前には、持病の治療やコントロール、歯科の受診と口腔洗浄などの口腔ケア、禁煙と呼吸訓練、発酵食品の摂取による腸内環境の改善など、手術後の回復を助けるプレハビリテーションがたくさんあります。

ぜひ、「自分が治療に参加する」という気持ちを強く持って、積極的にこのようなセルフケアを取り入れ、がん治療の効果を高めましょう。

不安を手放す気持ちの整え方

がんを克服するために何より大切なことは、がんを必要以上に恐れないことだと、この章の初めでも強調しました。

とはいえ、がんの告知を受けると、頭の中が真っ白になります。

自分ががんであることを信じようとしなかったり、否定しようとしたりする心の動きが起こるのです。しばらくは、気持ちが落ち込み、何も考えられない状態が続くこともあります。

がん患者さんのおよそ半数が、適応障害（睡眠障害や食欲不振などの症状によって日常生活に支障をきたす状態）やうつ病と診断され、自殺率も高くなるという報告があります。

やがて多くの患者さんは、少しずつがんであるという現実を受け入れ、治療に向き合うことができるようになります。とはいえ、がん患者さんの心理的苦痛がなくなるわけではありません。

治療による副作用や後遺症に悩まされ、精神的にまいってしまうこともあります。また、治療が一段落したとしても、「いつ再発するか」と心配する毎日が続きます。

がんや治療、再発に対する漠然とした不安やストレスを抱えたまま日常生活を送ることになるのです。

このような心理的苦痛は、実はがん患者さんの死亡率を上昇させることがわかっています。

ある研究によると、心理的苦痛が強い人は、がんによる死亡率がおよそ30%（がんの部位によっては2～4倍）も高くなるとのことです。

したがって、がん患者さんが本当の意味でがんを克服するためには、不安や心配、心理的ストレスを軽くする心のケアが欠かせません。

「がんのことが1日中頭からはなれない」「怖くて夜も眠れない」といったように、日常生活に支障をきたす症状がある場合には、遠慮せずに主治医や看護師をはじめとする医療スタッフに相談してみましょう。

必要な場合には、精神科、心療内科、あるいは精神腫瘍医（がん専門の精神科）への受診を手配してくれるでしょう。病院によっては、緩和ケア外来や緩和ケアチームで、がん患者さんの心のケアを行うところもあります。

ここでは、患者さん自身でできる心のケアの方法を3つ紹介します。

①がんをむやみに怖れない
②主治医との信頼関係を築く
③瞑想《めいそう》を利用する

まずは、繰り返しになりますが、「がんをむやみに怖れないこと」です。

多くの場合、情報不足や誤った思い込みからがんに対する怖れが生まれます。がんについての最新情報を知り、誤解を解きましょう。

がんの告知を受けたほとんどすべての人が「死」を意識します。たとえ主治医から「治療がうまくいけば、治る可能性が高い」と言われたとしても、がん患者さんはつねに「がんが全身に広がって死にいたる」といった最悪のシナリオを考えてしまうものです。これは、ひと昔前からある「がん＝死の病」という負のイメージのせいかもしれません。

たしかに、有効な治療法が少なかった時代には、がんは死の病でした。

しかし、現在では「がんは治る病気」です。

前述したように、今や6割以上のがん患者さんが5年以上生存できています。ここ数年で効果の高い新しい治療法が登場していますので、今後ますます生存率は高くなっていくことは確実です。

ですので、繰り返しになりますが、がんを必要以上に怖れないようにしましょう。そして、不安に駆られたときは、いつも「なんとかなる」と信じて楽天的になりましょう。

ある研究によると、楽天的ながん患者のほうが、現実的ながん患者よりも生活の質および生存率が高く、長期的な死亡リスクが約30％も低くなるという結果が出ています。

次に大切なのは、主治医との信頼関係を築くこと、そして、診断や治療方針についての疑問や不安をなくしておくことです。

がん治療は、患者さんと主治医との共同作業です。主治医との信頼関係がなければ、安心して治療を受けることができませんし、不安や精神的ストレスが高まる原因となります。

そのためにも、主治医とできるだけコミュニケーションをとりましょう。

患者さんと主治医の関係に限らないことですが、信頼関係を築くためには何度も顔を合わせて対話を重ねることが重要です。忙しそうだからと気兼ねする必要はありません。わからないことは積極的に質問しましょう。

主治医の話を理解し、良好なコミュニケーションをとり続けるためには、患者さん自身が自分のがんについて調べ、情報を集めておくことも重要です。

がんについての知識がまったくないまま主治医の話を聞いても、よく理解できず、コミュニケーションがうまくとれなくなるかもしれません。外来では緊張して質問する内容を忘れてしまうという患者さんは、前もって質問する項目をメモ用紙に書いて整理しておくことをおすすめします。

３つ目に患者さん自身でできることとして、瞑想があげられます。とくにマインドフルネス瞑想を取り入れることをおすすめします。

マインドフルネス瞑想の方法については、１３３～１３５ページで解説しています。今は瞑想に関する本や体験できる教室もたくさんありますので、それらを上手に利用して、がんへの不安やストレスに振り回されないようにしましょう。

治療に専念するためには仕事は辞めたほうがいい？

最近、仕事とがんの治療を両立している人がとても増えてきています。がんは、高齢になるほどかかる人が増えていくことは事実です。しかし、実はがん患者のおよそ3割は就労世代と呼ばれる年齢層（15〜65歳）なのです。

さらに、少子高齢化や人手不足を背景に、定年延長や高齢者の再雇用を推進する社会の流れがありますので、将来的には今以上に働く世代のがん患者が増えることが予想されます。今や「がんと仕事」は切り離せないものであり、避けては通れない問題になっているのです。

がんを克服するためには、仕事とどのように付き合っていけばよいのでしょうか？

まずがん患者さんが直面するのは、「がんになったら仕事をやめるべきか、続けるべきか」という問題です。

実際には、がんになったら仕事を辞めてしまう人が多くいます。「がんの社会学」に関する研究グループが実施した調査によると、会社などに勤務している人のうち、約3割はがんと診断された後に退職しているとのことでした（「がんの社会学」に関する研究グループ「２０１３ がん体験者の悩みや負担等に関する実態調査」より）。

患者さんの社会的背景やがんの進行度・治療状況などは人それぞれ違うため、一概には言えませんが、私は可能な限り仕事は続けたほうがよいと思っています。

なかには「がんの治療に専念したいから」という理由で仕事を辞める人もいますが、私はあまり賛成できません。これにはいくつかの理由があります。

まず、仕事を続けることは、活動性を高めることにつながります。

つまり、通勤や仕事によって、意識しなくても体を動かすということです。デスクワークであっても、一歩も歩かないという人はいないでしょう。

ある研究によると、患者さんやがんサバイバー（がん体験者）で体をよく動かす人は、再発率が減り、生存期間が長くなるという結果が報告されています。

また、仕事を続けることは収入源としても重要です。

がん治療にはお金がかかります。治療や生活に必要なお金を稼ぐという意味でも仕事は辞めるべきではありません。もちろん、高額になった医療費が家計を圧迫する場合、高額療養費制度、傷病手当金や障害年金などの支援制度が利用できることもありますが、仕事による定期的な収入にまさるものはありません。

さらに、仕事は生きがいにもなります。

仕事を通じて社会に貢献していると感じる人もいるでしょうし、職場の仲間といるのが楽しいと感じる人もいるでしょう。東京都福祉保健局「がん患者の就労等に関する実態調査」（２０１４年）によると、仕事を続けたい理由のうち、「働くことが自身の生きがいであるため」と答えた人が57％もいたということです。

がんを克服するためには、生きがいが必要なのです。

私の担当した患者さんのなかに、胆管がんの50代の男性患者さんがいました。手術後に教師の仕事に復帰し、バリバリ働いていた数年間は再発なく経過していました。

ところが、定年で退職したとたん、がんが再発し、まもなく亡くなってしまったのです。たまたまかもしれませんが、仕事が生きがいになってがん再発を抑えていた可能性があるのではないかと私は考えています。

このような理由から、がん患者さんにはできるだけ仕事を続けてほしいのです。

ただし、がん患者さんが仕事と治療を両立させる上で注意すべき点があります。

まず、体力的そして精神的に無理をしないこと。きついと感じるときは、遠慮せずに上司などに相談して対策を考えてもらいましょう。

まわりのサポートに感謝して甘えることも必要です。とくに職場に復帰した直後は、仕事量を少し減らしてもらうように配慮してもらいましょう。

以前と同じように働くことができない場合には、就業先の人事担当者あるいは産業医（事業場において労働者が健康で快適な作業環境のもとで仕事が行えるよう、専門的立場から指導・助言を行う医師。50人以上の従業員がいる会社は産業医の選任を義務づけられている）に相談してみましょう。

また、がんの治療が長引き、休みが長期におよぶ場合には、勤め先に治療休暇制度やフレックスタイム、在宅勤務・リモートワーク制度など、患者さんをサポートする制度がないかどうかを就業規則などで確認しましょう。

また、法的にもバックアップ体制がとられてきています。

２０１６年に成立した「改正がん対策基本法」では、がん患者さんの働く環境を改善する施策の拡充も目標に入れられ、会社が「事業主の責務」として、がんになっても雇用を継続できるような配慮をすることが明記されました。がんになったことや、がん治療を理由に会社が解雇したり、退職を促す行為は、明らかな違法行為です。

このように社会的にも、がん治療と仕事が両立できるように、様々な環境が整えられつつあります。

今後、ますますがん患者さんが働きやすい職場が増え、働きながらがん治療を受けることがあたりまえとなる時代が来ることでしょう。

がんにならない、がんを克服するためにも、仕事はできる限り続けてほしいと思います。

第2章 最新の医学的根拠《エビデンス》に基づいた がんに効く食べ物・食べ方

実は重要な食事のタイミング

みなさんは、夕食を何時頃に食べていますか？

仕事などで早い時間に帰れず、夕食の時間が遅くなる人もいるでしょう。

「食べてすぐに寝ると体に悪い」「寝る前3時間は食べないほうがよい」とよく言われますが、実は、夕食の時間とがんのリスクにも関係があるのです。

最近、「夕食の時間が遅い人ではがんのリスクが高まる」という研究結果が報告されました。

1日の最後の食事を夜9時半以降に食べる人は、肥満度や睡眠時間とは関係なく、乳がんになるリスクがおよそ1・5倍、前立腺がんになるリスクが2・2倍も高くなることがわかりました（フランスにおける4万人以上を対象とした研究より）[1]。

また、別の研究では、夕食からベッドに入るまでの時間が短い（2〜3時間）人は、長い（4時間以上）人に比べ、大腸がんのリスクが2・5倍も高くなることが示されています[2]。

一方で、スペインでの大規模な研究では、夕食後すぐに寝たグループと比べ、夕食後2時間以上経ってから寝たグループは、乳がんのリスクが16％、前立腺がんのリスクが26％低下していました。また、午後10時以降に夕食を食べるグループに比べ、午後9時前に夕食を食べるグループでも、同様のがんリスク低下が見られました[3]。

つまり、夕食や夜食を遅い時間に摂取すること、また、食後にすぐ寝ることは、乳がん、前立腺がん、および大腸がんのリスクを高めるということです。

それだけではありません。実は、夜間に食事をすることはがんの再発リスクを高めるという報告があります。

夜間の絶食の長さと乳がんの再発率を調べた研究があります。

米国のカリフォルニア大学サンディエゴ校の研究チームが、早期乳がん患者2千413

名（平均年齢52・4歳）に対し、約12年間にわたって食事調査を行いました。

夜間の絶食時間（夕食から翌朝の朝食までの時間）が13時間未満だった女性と、13時間以上だった女性を比較したところ、絶食時間が短かった女性のほうが、再発率が36％、死亡率が21％も高かったのです。

夜間の絶食時間が乳がんの再発・死亡に影響を及ぼす理由の1つとして、血糖値（血液中のブドウ糖の値）が関与していると考えられています。この研究では、夜間の絶食時間が短い人は、長い人に比べ、平均的に血糖値が高いことがわかりました。

血糖値が高い状態（高血糖）が続くことは、がんを進行させることがわかっています。実際に、血糖値が異常に高い糖尿病患者は、大腸がんやすい臓がんなどの、乳がん以外のがんの再発率や死亡率がアップすることもわかっています。

夜間の絶食時間を長く保つことは、がんの患者さんにとって何より大切なことなのです。

さらに、遅い時間に夕食をとると、サーカディアンリズム（概日《がいじつ》リズム）を乱します。サーカディアンリズムとは、睡眠・覚醒のサイクルをはじめ、体温や血圧、脈拍の調節、およびホルモンの分泌など、体の基本的な活動を約24時間周期で調節してくれるリズムのことで、「体内時計」とも呼ばれています。

食事を遅くとることによって熟睡できず、サーカディアンリズムが乱れると、ホルモンの分泌量が変化し、乳がんや前立腺がんといったホルモンとの関係が深いがんのリスクが高まる可能性があると考えられているのです。

また、食事を寝る直前にとることは肥満や高血糖につながり、大腸がん、すい臓がん、子宮体がんなどの肥満や糖尿病に関連したがんのリスクも高くなることも明らかとなっています。

いずれにしても、遅い時間の夕食はがんのリスクを高める可能性があります。可能な限り早い時間に食べるように心がけてください。また、夕食後すぐに寝るのは避け、できるだけ時間を空けてベッドに入る習慣をつけましょう。

寝る前2～3時間は食べないことを強くおすすめします。

もし仕事の都合などで夕食が遅い時間になってしまった場合は、朝食は遅めにとり、夜間の絶食時間をできるだけ長く保つように心がけてください。

胃がんの敵「食塩」を減らす7つのコツ

塩分のとりすぎは高血圧と関係していることはよく知られていますが、実はがんともかかわっていることはあまり知られていないようです。

日本人は、食塩摂取量が多い国民として知られています。平成30年国民健康・栄養調査によると、平成30年の食塩摂取量は10・15g／日（男性11・0g／日、女性9・3g／日）でした。

食塩や漬物、塩辛などの塩蔵食品が胃がんのリスクを高めることは、多くの研究からも明らかとなっています。

食塩摂取量が最も多い男性は、最も少ない男性に比べ、胃がんのリスクがおよそ2倍以上になっているのです（40〜59歳の男女約4万人を対象とした日本における研究より）[4]。とくに、いくら、塩辛、練りうになどの塩蔵食品をよく食べる人で胃がんが多いという結果でした。

福岡県久山町の住民2千476人を対象とした研究においても、食塩摂取量が最も多い人（1日16g以上）は、最も少ない人（1日10g以下）に比べ、胃がんのリスクがおよそ3倍にもなっていました[5]。

とくに、ピロリ菌に感染しており、萎縮性胃炎がある人は、塩分と胃がんとの関係が強く見られました。

また、別の研究結果でも、塩蔵魚類または干魚、たらこ等の魚卵といった塩蔵食品の高摂取によってすべての部位のがんのリスクが高くなるという結果が出ています（7万7千500人の日本人を対象とした、塩分・塩蔵食品の摂取量とがん・循環器疾患の発生率との関連を調べた研究より）[6]。

塩分のとりすぎや塩蔵食品は、とくに胃がんのリスクを高めることが見てとれます。

まずは、食事中の塩分を抑えることが大切です。日本における塩分の摂取基準は以下のとおりです。

・ナトリウム（食塩相当量）の目標摂取量：男性7・5g／日未満、女性6・5g／日未満（厚生労働省による日本人の食事摂取基準：2020年版より）

ただし、高血圧のある人の場合、1日6g未満とより厳しい数字を推奨しています（日本高血圧学会の『高血圧治療ガイドライン』より）。

一般的に、外食や市販の弁当・惣菜は味つけが濃いため、どうしても塩分量が多くなってしまいます。たとえば外食で食べるラーメンの塩分量は、スープも含めると5〜6gにもなります。また、ファミリーレストランなど外食チェーン店のメニューは、たった1食で塩分が1日の基準値を超えるものが多数あり、なかには塩分が12gを超える定食もあります。

がん患者さんは、可能な限り自宅で調理するようにし、外食やコンビニの弁当・惣菜はできるだけ控えるようにしてください。また、ラーメンやうどんなど、めん類のスープは残すことが大切です。

そして、自宅で調理する際に心がけたいのは、とにかく薄味にして、その味に慣れることです。いったん薄味に慣れると、苦痛に感じることがなくなるどころか、不思議と今まで食べていたものがしょっぱく感じるものです。調味料として醤油などをよく使う人は、減塩のものに替えるのもよいでしょう。参考までに減塩でおいしく食べるコツをあげておきます。

①だしをしっかりととる

いりこや昆布、かつお節などでしっかりとだしをとることで、あまり塩味をつけなくても味わいのある料理になります。

②素材のうまみを生かす

素材を生かしたシンプルな料理を心がけることで、塩分を控えめにすることができます。たとえば、野菜など生で食べられるものはできるだけ火を通さずに、また、さっと炒めたり、素揚げしたりすることで、あまり調味料を使わなくても素材のうまみを生かすことができます。

③香辛料（スパイス）を利用する

塩や醤油の代わりに、カレー粉、唐辛子、こしょうなどの香辛料を利用しましょう。

④煮物よりも焼いたり蒸したりして食べる

どうしても煮物は塩分が多くなりがちです。たとえば、魚なら煮物ではなく焼き魚にして、軽く塩をふって、かぼすや柚子《ゆず》などの柑橘《かんきつ》類をかけて食べたり、ホイル蒸しなど蒸してポン酢で食べたりすれば減塩になります。

⑤酸味をきかす

酢の物やマリネ、甘酢あんかけなど酸味をきかせた料理は、薄味でも美味しく食べることができます。

⑥素材の表面に味をつける

素材に調味料をしみこませるよりも、表面に味付けしたほうが減塩になります。また、料理の最初に調味料を加えるのではなく、食べる直前に調味料を加えるほうが、塩分が少なくてもしっかりと味を感じることができます。

⑦減塩調味料を使う

減塩醤油など、減塩調味料を使うことで塩分を控えめにできます。

このような工夫で、食事の塩分量を減らしていきましょう。食塩量を制限することは、がんだけでなく、高血圧症など心血管疾患の予防にも有効です。健康寿命を延ばすためにもぜひ取り入れたい生活習慣です。

「酒」は百薬の長は本当か

お酒は「百薬の長」とも呼ばれ、適量であれば心臓病などの病気を予防して、死亡率を低下させる効果があると言われています。

一方で、お酒は飲み過ぎると、がんのリスクを高めることもわかっています。

国際がん研究機関（ＩＡＲＣ）によると、お酒は口腔《こうくう》がん、咽頭《いんとう》がん、食道がん、肝臓がん、大腸がん、乳がんなど多くの原因になると報告しています。

しかし、これらの研究結果は海外からのもので、日本人を対象とした研究はあまり多くありません。人種によってアルコールの感受性は異なるため、日本人の「飲酒量とがん」との関係を調査したデータを紹介したいと思います。

約７万３千人を対象とした研究によると、男性は「時々飲酒している」人に比べ、１日平均で日本酒にして2～3合程度（純アルコール換算43～64g）飲む習慣のある人は、がん全体の発生率がおよそ1・4倍、1日平均で日本酒3合（純アルコール64g）以上飲む習慣のある人は、1・6倍も上昇していました［7］。

また、男性のおよそ13％のがんは過剰な飲酒が原因であり、飲酒を控えることで予防できる可能性があるとのことです。

以下、アルコール摂取と各部位別のがんについての研究を紹介します。

肝臓がん

過去に実施した研究をまとめたところ、男性の場合、多量飲酒者（1日あたりの純アルコール摂取量69g以上、日本酒で3合以上）は肝臓がんの発生リスクが1・8倍、女性の場合、中程度以上の飲酒者で3・6倍に上昇していました［8］。

食道がん

約4万5千人の男性に対する研究では、お酒を飲まないグループに比べ、1日に日本酒を1～2合（純アルコール21～43g）飲む人は食道がん（扁平上皮《へんぺいじょうひ》がん）の発生リスクが2・

6倍、日本酒を2合（純アルコール43g）以上飲む人は4・6倍上昇していました[9]。

大腸がん

過去に実施した研究をまとめたところ、男性は、まったく飲まないグループに比べて、アルコールの摂取量が多いグループほど大腸がんのリスクが高くなっており、女性の場合も、アルコール摂取量が多いグループのほうが、飲まないグループよりリスクが高まるという結果でした[10]。

性別を問わず、1日のアルコール摂取量が15g増えるごとに、大腸がんの発生リスクが約10％増えると推定されています[10]。

また、男性の大腸がんの4分の1が、1日あたり23g以上のアルコール摂取が原因であると推定されており、飲酒を控えることで男性の大腸がんの25％は予防可能であると考えられます[10]。

乳がん

5万757人の女性を対象とした研究では、お酒を飲んだことがない人に比べ、1日平均で日本酒を1合程度（純アルコール21g）以上飲む人は、乳がんの発生リスクが1・75倍高いことがわかりました[11]。

つまり、飲酒量が増えるにしたがって、様々ながんのリスクが増えることはまぎれもない事実です。しかも、比較的少量でも発生リスクが上昇することがわかっています。

お酒は飲まないに越したことはありませんが、飲んでも「ほどほど」にすべきでしょう。

具体的な量の目安をお伝えします。

アルコール換算で1日あたり20g程度。具体的には、ビールはロング缶1本、日本酒は1合、ウイスキーはダブル1杯、焼酎はグラス1／2杯、ワインはグラス2杯、チューハイは缶1本です。

ただし、人によってお酒による発がんリスクは異なります。

アルコールを代謝する酵素の働きが弱い人（お酒を飲むと顔が赤くなる人）は、少量のアルコールでもがんのリスクが高くなる場合もあります。可能なら、「お酒は飲まない」ことを選択してください。

また、毎日飲んでいる人は、休肝日を設けることが大切です。

1日の飲酒量の目安

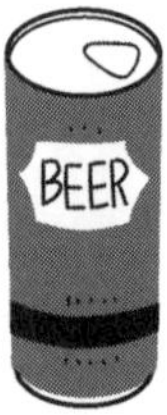

ビール
ロング缶1本（500ml）

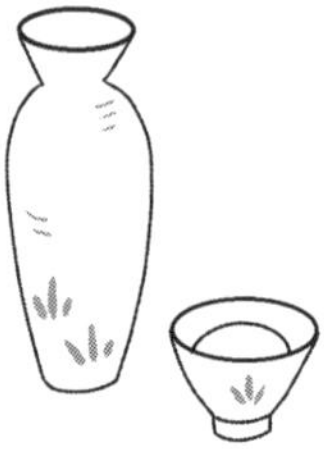

日本酒
1合（100ml）

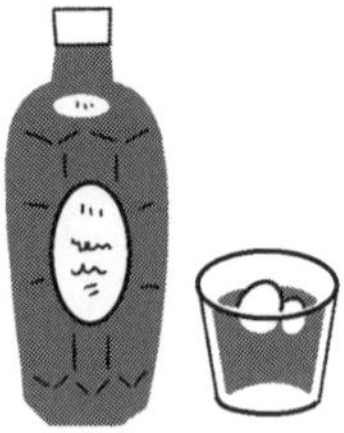

ウィスキー
ダブル1杯（60ml）

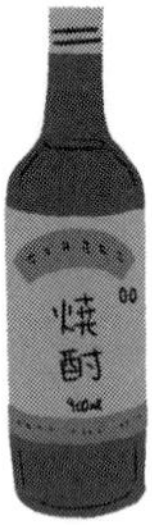

焼酎(25度)
グラス 1/2杯（500ml）

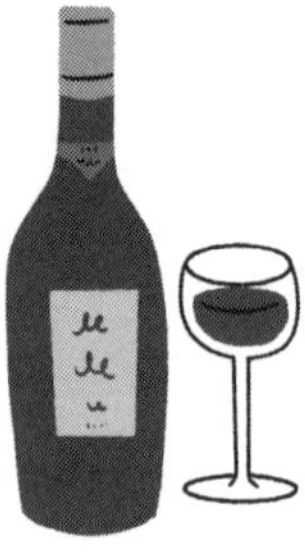

ワイン
グラス 2杯弱（200ml）

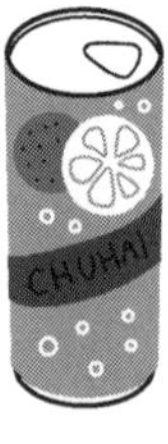

チューハイ(7%)
缶1本（500ml）

できれば、週に最低3日は休肝日を取りたいものです。がんに限ったデータではありませんが、休肝日を設けない男性の多量飲酒者は、休肝日ありのグループよりも、総死亡率が高いことは紛れもない事実なのです[12]。

加工食品、砂糖には注意が必要

日頃、コンビニなどで買ったレトルト食品、調理パンやカップ麺などで手軽に食事を済ませる人も多いのではないでしょうか？

レンジで温めるだけ、あるいはお湯を注ぐだけですぐに食べることができるため、忙しい人にとってはとても便利なことは確かです。

しかし、このような食べものの多くは、製造過程で防腐剤や保存料など、多くの添加物を加えることによって長期間常温で保存できるようにしており、「超加工食（ウルトラプロセスフード）」と呼ばれています。

超加工食品とは、食品を加工の度合いで分類した場合に最も加工程度が高いランクに入る食べ物のことです。

超加工食の消費は世界的に増えており、健康に対する悪影響が懸念されています。

超加工食は、糖分や塩分、油脂を多く含んでいて、その摂取量が多い人は脂質異常症、過体重・肥満、高血圧などのリスクが高まることがわかっています。

最近の研究では、超加工食の摂取によってがんのリスクも上昇することが明らかとなりました。

フランスでの10万人以上を対象とした大規模な研究を紹介しましょう。

この研究では、食事内容に関する詳細なアンケート調査の結果を用いて、「超加工食」の摂取量と、その後の観察期間中のがん発症リスクとの関係を調べました[13]。

なお、ここでの「超加工食」とは、袋詰めのパン・菓子、袋入りのスナック類、デザート、清涼飲料水（ソーダや砂糖入りのジュース）、ミートボール、チキンナゲット、その他の保存料を含む再構成肉、即席めん、即席スープ、冷凍の調理済み食料などを指しています。

経過観察中に、２千２２８人ががん（主なものとしては、乳がん７３９人、前立腺がん２８１人、大腸がん１５３人）の診断を受けていました。

超加工食とがんとの関係については、超加工食の摂取量の割合が全食品群における割合で10%増加すると、すべてのがんを発症するリスクが12%増加し、また特定のがんについいては、乳がんのリスクが11%高まることが明らかとなりました。

さらに、アメリカで行われた大規模な国民健康栄養調査によると、超加工食を最も多く食べる人は、すべての死因による死亡リスクがなんと31%も高かったのです[14]。

残念ながら日本人を対象とした研究データはありませんが、今後、日本でも欧米と同様にますます超加工食の摂取量が増えることが予想され、それに伴ってがんのリスクも高まる危険性があります。

砂糖入り飲料はがんのリスクを高める

超加工食品のなかでも、とくに注意すべきはジュースやソーダ類など砂糖の入った飲料です。砂糖入り飲料ががんのリスクを高めるという研究結果が数多く報告されています。

まずは、フランスから最近報告された大規模な研究を紹介します。

10万人以上の成人男女を対象として詳細な飲食物のアンケート調査を行い、がん発症リスクとの関連を調査しました[15]。

その結果、砂糖入り飲料を１日あたりわずか１００㎖多く摂取するだけで、がん全体の発症リスクが18%上昇し、乳がんに関してはリスクが22%も上昇していました。

また、100%フルーツジュースの摂取でもがん発症リスクが増加していましたが、人工甘味料入り飲料ではこのようながん発症リスクの上昇は見られませんでした。

アメリカでの大規模な調査では、砂糖入り飲料を1日に2本以上飲むグループは、1カ月に1本以下のグループに比べ、がんで死亡するリスクが16%増加したのです[16]。

同じくオーストラリアの研究でも、砂糖入り飲料（および人工甘味料入り飲料）の摂取量が増えるにしたがって、大腸がん、乳がん、前立腺がんなどの肥満関連のがんのリスクが高くなることが示されています[17]。

さらに、砂糖入り飲料と特定のがんとの関係を調べた研究では、砂糖入り飲料によって乳がん、すい臓がん、胆管がんや胆のうがん、および子宮体がんのリスクが上昇することが報告されています[18、19、20、21]。

これらの研究結果から、砂糖入り飲料は、明らかにがん（とくに、乳がんや大腸がんなど肥満に関連したがん）の危険因子であることが明らかです。

では、超加工食品や砂糖入り飲料を多く摂取すると、なぜがんのリスクが増えるのでしょうか？　それは以下のような理由が考えられます。

・糖尿病、脂質異常症、高血圧などの生活習慣病を発症しやすくなる
↓これらの病気自体が、がんの危険因子でもあるため
・肥満あるいは過体重となる↓肥満や過体重もがんのリスクを高めるため
・内臓脂肪が増える↓内臓脂肪の増加はがんのリスクを高めるため

超加工食や砂糖入り飲料を減らすコツ

がんのリスクを上げることがわかっているとはいえ、手間をかけずに、すぐに食べることができる超加工食はとても便利です。

現実的に考えても、これらの食品を私たちの食生活から完全になくすことは難しいでしょう。しかし、できるだけ食べるのを控える努力が必要です。

そのためにできることの1つが、「コンビニに行く回数を減らすこと」です。

とくに、毎日コンビニに立ち寄る習慣がある人は、思い切って「コンビニ断ち」をしてみてはいかがでしょうか？　私の経験上、コンビニに立ち寄ると、たとえ買う予定がなくても、ついつい美味しそうな超加工食を買ってしまうということがあります。コンビニに行く回数が減れば、必然的に超加工食を食べる機会も減るでしょう。

また、毎日のように砂糖入り飲料を飲んでいる人は、量を減らすか、水、無糖のお茶、コーヒーなど砂糖の入っていない飲み物に替えましょう。なかでも、がんの予防効果が報告されているコーヒー（砂糖を入れないブラックコーヒー）がおすすめです。

砂糖入り飲料は飲まないに越したことはありませんし、どの程度までなら飲んでも大丈夫、という医学的根拠もありません。

ただ、今現在、毎日飲んでいるという人は、せめて週3回までに減らすことから始めてみてください。

がん専門医が「コーヒー」をすすめるワケ

以前から、コーヒーに含まれるポリフェノールは生活習慣病やがんを防ぐと言われていましたが、最近でもコーヒーによるがん予防効果については、国内外の多くの研究から明らかとなっています。

過去に報告された40の研究を解析したところ、最も多くコーヒーを飲む人は、最も少なく飲む人に比べ、すべてのがんのリスクが減少していたのです[22]。なかでも、コーヒーの摂取によって、前立腺がん、子宮体がん、口腔がん、白血病、皮膚がん、および肝臓がんのリスクが低下することが確認されています。

このほかにも、コーヒーによる乳がんや大腸がんのリスク低下が報告されています。

乳がんとコーヒーとの関係を調査したところ、コーヒーを１日４杯飲むことで、閉経後に乳がんのリスクが10％低下することが示されています[23]。

さらに、イスラエルの報告よると、コーヒーを飲まない人に比べ、１日１〜２杯飲む人は大腸がんのリスクが20％、２〜２・５杯飲む人では40％、さらに１日２・５杯以上飲む人では50％も低下することが示されています[24]。

ここからは、日本におけるコーヒーとそれぞれのがんの研究結果について紹介しましょう。

肝臓がん

日本では、およそ９万人を対象に、コーヒー摂取と肝臓がんの発生率との関係について調べた大規模な研究があります[25]。

この研究によると、コーヒーをほとんど毎日飲む人は、ほとんど飲まない人と比べ、肝臓がんのリスクが約半分に減少し、さらに1日5杯以上飲む人は、肝臓がんのリスクが4分の1にまで低下していました。

子宮体がん

同様に、およそ5万人の日本人女性を対象とした研究では、コーヒーを週2日以下しか飲まないグループに比べ、1日1~2杯飲むグループは子宮体がんのリスクがおよそ40%、1日3杯以上飲むグループはおよそ60%低下していました[26]。

頭頸《とうけい》部《ぶ》・食道がん

宮城県で行われたおよそ3万人を対象とした研究で、コーヒーを飲む習慣のある人は、飲まない人に比べて、口腔、咽頭、および食道がんのリスクがおよそ50%低いことがわかりました[27]。

これらのことから、コーヒーは様々ながんの予防に有効であることは明らかです。

ところで、なぜコーヒーはがん予防につながるのでしょうか?

　これまでの研究によると、クロロゲン酸という抗酸化作用を持つコーヒーの成分が、発がん抑制に関与している可能性が指摘されています。しかし、コーヒーによるがん予防のメカニズムについては、残念ながらまだ解明されていません。

　では、コーヒーならカフェイン抜き（デカフェ）やインスタントのものでも同様の効果があるのでしょうか？　答えはＹＥＳです。

　実際に、先ほど紹介したコーヒーによる大腸がんのリスク低下の研究では、カフェイン抜きのコーヒーでも同様のがん予防効果があることがわかりました[24]。

　また、イギリスの研究によると、コーヒーによる肝臓がんのリスク低下は、挽《ひ》いた豆をドリップしたコーヒーだけでなく、インスタントコーヒーでも同様の結果でした[28]。

　つまり、コーヒーはそのタイプにかかわらず、がん予防効果があるようです。ただし、前述したように市販のコーヒー飲料には砂糖をはじめ糖分がたくさん入っているものがありますので注意してください。

　では、がんの手術後にコーヒーを飲むのはどうなのでしょうか？

　術後の生活指導のパンフレットなどには、「コーヒーなどの刺激物は控えるように」と書かれているものもあります。また、コーヒーをなるべく飲まないようにと指導している医師もいるようです。

私は、自分自身がコーヒー好きなこともあり、「術後、コーヒーを飲んでもいいですか？」と聞かれたときは、コーヒーが好きな患者さんには「空腹時を避ければ、飲んでもいいですよ」とお伝えしています。

実はコーヒーが大腸がんの再発を予防し、死亡率を低下させるという研究結果もあります。

術後の患者さんに、カフェイン入りコーヒーとカフェインなしコーヒー、およびハーブティー以外のお茶の摂取量について、アンケートをとった結果は以下の通りです。

・カフェインの有無を問わず、1日にコーヒーを4杯以上飲む人は、まったく飲まない人に比べて、大腸がんの再発あるいは死亡リスクが42％低下
・カフェイン入りコーヒーを1日に4杯以上飲む人は、まったく飲まない人に比べて、大腸がんの再発または死亡リスクがなんと52％も低下
・カフェイン摂取の増加と、大腸がんの再発または死亡リスクの低下とは、相関関係にあった

・一方で、カフェインなしのコーヒーおよびハーブティーの摂取では、大腸がん再発率あるいは死亡リスクとの相関関係はなかった
（米国における、大腸がんステージⅢ患者に対する術後補助化学療法についての臨床試験に登録された９５３人の患者によるアンケート調査より）

このことから、ステージⅢの大腸がんの患者さんにおいては、コーヒーの摂取（１日４杯以上、とくにカフェイン入りのコーヒー）は、再発および死亡リスクを低下させることが証明されました。

そもそものがんの予防にしても、再発防止にしても、コーヒーの摂取は有効といえます。

ただしコーヒーを飲む際は、時間帯に注意が必要です。

夕方以降にコーヒーを飲むとカフェインによって不眠や睡眠障害を引き起こす可能性もあります。できればカフェイン入りコーヒーは朝からお昼すぎまでにとどめ、夕方以降にはカフェイン抜きのコーヒーを飲むようにしましょう。

最新データでわかった「肉」の適量

食生活の欧米化に伴い、若い世代を中心に魚よりも肉を好む日本人が増えているように感じます。しかし、がん予防の観点からは、肉よりも魚に軍配があがります。

２０１５年、世界保健機関（ＷＨＯ）の国際がん研究機関（ＩＡＲＣ）は、肉（加工肉および赤肉）の発がん性について、以下の発表を行いました[29]。

これは、10カ国22人の専門家からなる研究グループが、過去20年にわたる８００件以上の研究論文を総合的に解析したものです。

・加工肉の摂取は、大腸がんを引き起こす「十分な医学的根拠」がある。そのため喫煙やアスベストなどと同じグループ１（人に対して発がん性がある）に分類される

・赤肉（牛、豚、羊の肉。鶏肉は含まれない）は、大腸がんのほか、すい臓がん、前立腺がんとの関連性も見られたが、「限定的な証拠」であったため、グループ２ａ（人に対しておそらく発がん性がある）に分類される

加工肉には、ベーコン、ソーセージ、ホットドッグ、サラミ、コーンビーフ、ビーフジャーキー、ハムなどが含まれ、その製造過程で使われる亜硝酸《あしょうさん》ナトリウムなどの食品添加物に発がん性があることがわかっています。

また、赤肉にはヘム鉄という成分が含まれていますが、食べ物として取り込まれると体内で活性酸素をつくり出し、がんのリスクを高めると考えられています。

では、どのくらい食べたらがんになるリスクが増加するのでしょうか？

研究によると、加工肉も赤肉も食べる量が多ければ多いほど、大腸がんのリスクが高くなると言われています。

まず加工肉の場合、目安として1日50ｇの摂取量増加に伴い、一生涯における大腸がんの発生リスクが18％も上昇するとのことです[30]。

ちなみに加工肉50ｇとはいったいどのくらいの量なのでしょうか？

一般的に、ウインナーソーセージは1本約20ｇですので2・5本、フランクフルトソーセージは1本約50ｇですので1本、ロースハムだと1枚約13ｇですので4枚程度の計算になります。この量を毎日食べ続けると、大腸がんを発症する相対リスクがおよそ20％上昇するのです。

赤肉に関しては、１日１００ｇの摂取量増加により、大腸がんのリスクが17%上昇するという結果でした[30]。

また、赤肉の摂取は大腸がんに限らず、ほかのがんのリスクも高めることが研究によって明らかとなっています。

たとえば、フランスでの大規模な研究結果によると、赤肉の摂取が最も多いグループは、最も少ないグループに比べ、すべてのがんのリスクが31%、乳がんのリスクが83%高くなることが示されています[31]。

ただし、これらの研究結果は海外のデータであり、食生活の異なる日本人にそのままあてはまるとは言えません。では、日本人ではどうなのでしょうか?

日本では、45歳から74歳の男女約8万人を対象に加工肉・赤肉摂取量と大腸がん罹患リスクに関する追跡調査を行った研究結果が、２０１１年に報告されています[32]。

この研究では、食習慣についての詳しいアンケート調査の結果を用いて、肉類の総量や加工肉・赤肉の摂取量が低い人から高い人まで5つのグループに分けて、その後の大腸がんの発生リスクとの関連を検討しました。結果は以下の通りでした。

・加工肉については、男女ともに大腸がんとの関連は見られなかった
・女性は、毎日赤肉を80g以上食べるグループで結腸がんのリスクが高かった
・男性は、肉全体の摂取量が最も高いグループで大腸がんのリスク上昇が見られたが、赤肉に限った解析ではとくに関連は見られなかった

これらのことから、加工肉および赤肉を食べ過ぎることは、大腸がんをはじめ、がんのリスクを増加させる可能性があると考えられます。

ただ日本人は、そもそも欧米人と比べるとそれほど肉を多く食べる習慣はありません。実際、２０２０年の国民健康・栄養調査（厚生労働省）によると、日本人の赤肉・加工肉の摂取量は１日あたり70gで、世界的に見て最も摂取量の低い国の１つです。

つまり、日本人の平均的な摂取の範囲であれば加工肉や赤肉が発がんリスクに与える影響は少ないと言えます。

とはいえ、とくに加工肉に関しては、やはり食べ過ぎはよくないでしょう。ハムやソーセージなどを毎日食べているようなら、２～３日に１回に減らしてください。

一方、赤肉には鉄分や亜鉛などのミネラルやビタミンＢ12などが豊富に含まれており、栄養的なメリットもあるため、適量であればむしろ食べるべきだとする研究者もいます。

摂取量の目安としては、世界がん研究基金（ＷＣＲＦ）と米国がん研究協会（ＡＩＣＲ）による評価報告書（２００７年）で、赤肉は調理後の重量で週５００ｇ以内にするようにと勧告していますので、「１週間に５００ｇ未満なら問題ない」と言えるでしょう。

要はバランスが大切であると言えます。

毎日、牛肉や豚肉を食べている人は、週に数日は赤肉を摂取しない日を設け、２日に１度は鶏肉や魚に替えるといった工夫をしてみてください。

がん予防に効果的な栄養素

がんを予防するためには、必要な栄養を計画的にとることが大切です。

がん予防のために積極的にとるべき栄養について要点をまとめておきます。

・食物繊維（おもに穀物や根菜類などの野菜）を多くとる

・野菜などに含まれるビタミンC、ビタミンE、カロテノイド（植物に含まれる黄色、オレンジ、赤色を示す天然色素）、イソチオシアネート（アブラナ科の野菜に含まれる栄養成分）、スルフォラファン（ブロッコリースプラウトなどに含まれるフィトケミカルの一種）を多くとる
・果物などに多く含まれるポリフェノールを意識してとる
・飽和脂肪酸（ラードなどの動物性脂質）よりも不飽和脂肪酸（とくに魚などオメガ3不飽和脂肪酸）を多くとる
・みそ、納豆などの発酵大豆食品を積極的にとる

国立がん研究センターの研究チームは、大豆食品と納豆、みそなどの発酵性大豆食品の摂取量と死亡リスクの関連を調べ、「発酵性大豆食品の摂取量が多いと死亡のリスクが低くなる可能性が示唆された」とする論文を英国の学術誌『ＢＭＪ』（２０２０年1月29日オンライン版）に発表しています。

このようながん予防によいとされる栄養素を見ると、いわゆる和食がよいことが一目瞭然です。

栄養のことについて詳しいことはわからなくても大丈夫です。

難しいことは考えずに、ファストフードに代表される欧米化された食事ではなく、玄米、みそ汁、納豆、根菜の煮付け、焼き魚などの和食をとる、と覚えておいてください。

以下、具体的にとるべき食材などについてさらに詳しく説明していきましょう。

がんのリスクを下げる「魚」とは

和食の代表ともいえる魚はがんのリスクを減らすことが報告されています。

魚、あるいは魚に含まれる海洋性オメガ3脂肪酸（多価不飽和脂肪酸の一種）の摂取が、がんの予防に有効であるとする研究結果が数多くあります。代表的な研究結果をいくつか紹介しましょう。

乳がん

まずは魚の摂取と乳がんのリスクについての調査結果です[33]。

魚全体の摂取量は乳がんリスクとの関係を認めなかったものの、魚類から得られる海洋性オメガ３脂肪酸の摂取量が最も多い人は、最も少ない人に比べて乳がんのリスクが14％減少することが示されました。量に関しては、１日に食事から０・１ｇ（１００㎎）摂取することで、乳がんになるリスクを５％減らすことができるという結果でした（合計２万９０５５人の乳がん患者と88万３千５８５人の参加者による21の研究を解析したものより）。

肺がん

同様に、20の研究をまとめた解析では、魚を多く食べることにより、肺がんのリスクが21％低下することが示されました[34]。

大腸がん

大腸がん（結腸がん、直腸がん）に関しても同様の研究結果があります。

魚の摂取は大腸がんのリスクを12％下げると報告されています[35]。

とくに、この関係は直腸がんで強く、魚をとることで直腸がんのリスクが20％以上低下することが示されています。

すい臓がん

日本では、魚の摂取量とすい臓がんのリスクの関係を調べた研究が報告されています[36]。

この研究では、45歳から74歳までの8万2千人以上の日本人に、くわしい食事内容のアンケート調査を行い、観察期間中に449人がすい臓がんと診断されていました。観察開始から3年以内にすい臓がんと診断された対象者を除外した結果、魚介類から摂取したオメガ3脂肪酸（EPA、DPA、DHA）が最大のグループは、最少のグループに比べ、すい臓がんの発症リスクが30％低下しています。

魚（とくに海洋性オメガ3脂肪酸）を摂取することは、乳がん、肺がん、大腸がん、およびすい臓がんなどのリスク低下につながると考えられます。

ぜひ、オメガ3脂肪酸が多い魚を食べてください。

オメガ3脂肪酸であるEPAやDHAは、タイやヒラメなどの白身魚よりも、青魚など脂ののった魚（サバ、イワシ、アジ、サンマ、ブリ、サケ、マグロ、カツオなど）に豊富に含まれています。

厚生労働省による「日本人の食事摂取基準（２０２０年版）」では、オメガ３脂肪酸の摂取基準量は１日あたり成人男性の場合２・０〜２・２ｇ、成人女性で１・６〜２・０ｇの摂取が推奨されています。このうちＥＰＡ・ＤＨＡに関しては、過去のがん患者を対象とした臨床研究などを参考にすると、１日１〜２ｇを目標に摂取することをおすすめします。

ちなみに、ＥＰＡ・ＤＨＡを１ｇ摂取するためには、

焼き魚――サンマ約１尾、イワシ（小型の魚）約２尾
刺身――マグロ（トロ）４〜５切れ、ブリ６〜７切れ

程度を食べる必要があります。

また、より手軽にＥＰＡ・ＤＨＡを摂取できる方法としては魚の缶詰があります。

とくに、イワシやサバ、サンマを使った缶詰にはＥＰＡ・ＤＨＡが多く含まれています。

ただ、製品によってオメガ３脂肪酸の量が違いますので、成分表示を見てから購入することをおすすめします。

とってほしい油、減らしたほうがいい油

みなさんは、食事にどんな油を使っていますか？

食用油は、大きく飽和脂肪酸と不飽和脂肪酸に分類されます。

飽和脂肪酸にはバター、ラードなどが含まれます。不飽和脂肪酸は、さらに一価不飽和脂肪酸と多価不飽和脂肪酸に分類されます。一価不飽和脂肪酸には、オメガ9脂肪酸であるオリーブオイルやなたね油などがあり、多価不飽和脂肪酸にはオメガ3脂肪酸（魚油、アマニ油など）とオメガ6脂肪酸（サラダ油、コーン油など）があります。

日本では、サラダオイル、コーン油やごま油などを調理に使うことが多いでしょう。しかし、最近では健康志向が高まり、オリーブオイルを使う人が増えているようです。

オリーブオイルは「地中海食」の中心的な食材で、古くから健康によいことは知られていました。地中海食とは、ギリシャや南イタリアなど地中海沿岸でとられている食事形態のことで、野菜を多くとる、たんぱく質は魚介類を中心に摂取する、チーズやヨーグルトを多く摂取する、肉類は鶏肉を多めにとり牛肉や豚肉は少量にする、そして、脂肪分はオ

脂肪酸の分類

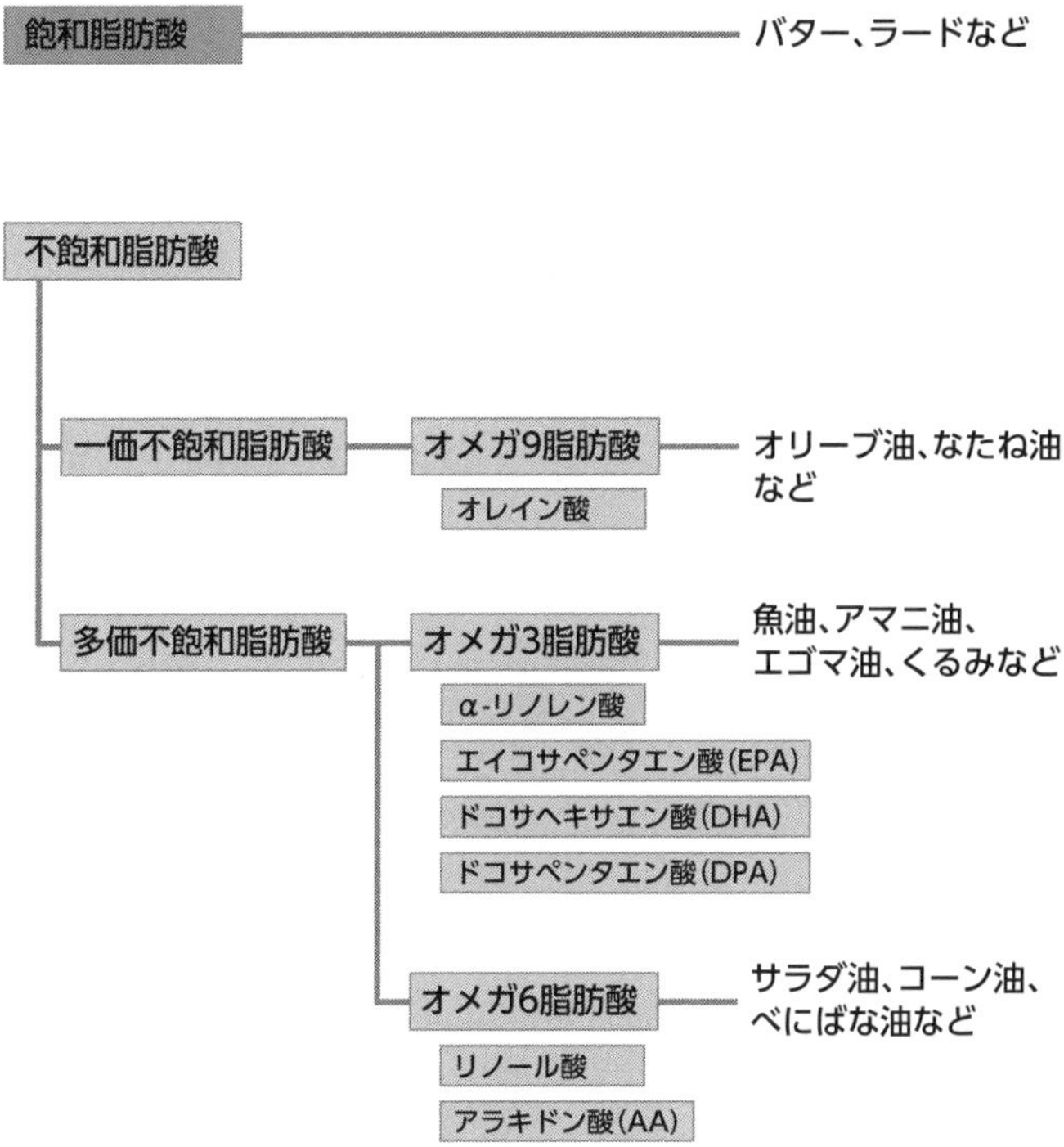

飽和脂肪酸
バター、ラードなど
不飽和脂肪酸
一価不飽和脂肪酸
オメガ9脂肪酸
オレイン酸
オリーブ油、なたね油
など
多価不飽和脂肪酸
オメガ3脂肪酸
α-リノレン酸
エイコサペンタエン酸(EPA)
ドコサヘキサエン酸(DHA)
ドコサペンタエン酸(DPA)
魚油、アマニ油、
エゴマ油、くるみなど
オメガ6脂肪酸
リノール酸
アラキドン酸(AA)
サラダ油、コーン油、
べにばな油など

リーブオイルなど良質なものから摂取するという特徴があります。オリーブオイル（とくにエキストラ・バージン・オリーブオイル）の成分であるビタミンEやポリフェノール（フェノール酸）には、強力な抗酸化作用や抗炎症作用があり、心血管疾患や肥満症などの生活習慣病だけでなく、がんの予防にも有効であると考えられています。

最近ではエキストラ・バージン・オリーブオイルから抽出された「オレオカンタール」という成分が、がん細胞を死滅させる作用（抗がん作用）を持つことが明らかとなっています[37]。

また、人における臨床試験でも、オリーブオイルによるがん予防効果が確認されています。

スペインの研究では、オリーブオイルを摂取したグループで、乳がんの発症リスクが68％も低下していました[38]。

イギリスから最近報告された研究では、オリーブオイルの主成分であるオレイン酸を最も多く摂取する人は、最も少ない人に比べ、すい臓がんのリスクがなんと71％も低かったのです[39]。

飽和脂肪酸はがんのリスクを高める

一方で、バターやラードなどの肉の脂、ヤシ油、パーム油といった飽和脂肪酸は、とりすぎるとがんのリスクを高めることが報告されています。

たとえば、飽和脂肪酸の摂取はすべてのがんのリスクを44％（このうち乳がんのリスクは98％）高めるという結果もあります（フランスにおける、約４万４千人を対象とした脂質のタイプとがんとの関係を調査した大規模研究より）[40]。

また、脂質の摂取と胃がんとの関係を調査した22の報告を総合的に解析した研究によると、飽和脂肪酸の摂取によって、胃がんのリスクが31％高まることがわかりました[41]。

さらに、乳がんと脂質の摂取の関係についての15の報告を解析すると、飽和脂肪酸の摂取が最も多い人は乳がんによる死亡率が51％高くなると報告されています[42]。

日本人男性４万３千４３５人を対象とした研究では、飽和脂肪酸の成分のうち、ミリスチン酸およびパルミチン酸の摂取が最も多いグループは、最も少ないグループと比較すると、前立腺がんのリスクが、およそ１・５倍も高くなっていました[43]。

最近の研究によると、飽和脂肪酸からのエネルギー摂取を５％減らし、その分をオリーブオイルなどの植物由来の一価不飽和脂肪酸に置き換えただけで、がんによる死亡リスクを11％低下させることができると推定されています〔44〕。

油に関しては、できるだけ飽和脂肪酸を減らし、不飽和脂肪酸、とくにオリーブオイルを多く摂取するようにしてください。

おやつに「ナッツ」は一石二鳥

最近、ナッツの健康効果に注目が集まっています。

これまでの研究により、ナッツはメタボリックシンドロームや心血管疾患など生活習慣病の予防に有効であり、ナッツをよく食べる人は、全体の死亡リスクが低いことが示されてきました。

さらに、ナッツの摂取はがんの発症および死亡リスクを低下させることも明らかになってきました。

スペインでの地中海食の効果を調査した比較試験では、週に3回以上ナッツを食べる人は、がんによる死亡リスクが40％も低下していました〔45〕。

同様に、ナッツをまったく食べない人に比べ、月8回以上ナッツを食べる人は、すべての原因による死亡率がおよそ50％も低下しています。

さらにこのうち、がんによる死亡率は36％減少していました（地中海地方における、約2万人を4・3年間追跡調査した研究より）[46]。

がんの種類に関しては、ナッツ類を最も多く食べるグループは、大腸がん（24％）、子宮内膜がん（42％）、すい臓がん（32％）の発症リスクが低下したことが明らかとなりました（3万人以上の患者を対象とした36件の研究を総合的に解析した結果より）[47]。

このほかにも、ナッツの摂取によって胃がん、食道がん、および一部の乳がんの死亡リスクが低下することが報告されています[48、49、50]。

ナッツの摂取は消化器系のがんを中心に、様々ながんの発症率および死亡率を低下させることが研究によって示されているのです。

ナッツの摂取が、がんを防ぐメカニズムについては、まだはっきりとしたことはわかっていませんが、おそらく、ナッツに豊富に含まれているオメガ3不飽和脂肪酸や食物繊維、ビタミン、ミネラルなどの栄養素が、がん予防に関与している可能性があります。

では、どんな種類のナッツがいいのでしょうか？

ナッツは、木になるツリーナッツ（アーモンド、ピスタチオ、ブラジルナッツ、カシューナッツ、ヘーゼルナッツ、マカデミアナッツ、ピーカンナッツ、松の実、クルミなど）と土のなかにできるピーナッツに区別されます。

これまでの研究をまとめた調査によると、ツリーナッツおよびピーナッツの摂取は、ほぼ同様にがんやその他の病気による死亡リスクの低下と関係していました[51]。ただ、ナッツのなかでもクルミをよく食べるグループが最もがんによる死亡リスクが減少したとのことです[45]。

ですので、ナッツはナッツでも、クルミを多く摂取する習慣をつくりましょう。また、ナッツ食品を選ぶときは、油で調理されたものや、食塩や砂糖などで味付け・加工されたものはできるだけ避け、よりヘルシーな素焼き・無塩のものを選んでください。量に関しては、ひとつかみ（およそ28g）を週に3回以上食べることをおすすめします。私は小分けにしたミックスナッツを携帯し、小腹が空いたときにおやつとして食べています。食べ過ぎることもありませんし、ナッツは少量でもお腹がふくらむので満腹感が得られます。

甘いおやつを食べるよりもずっとヘルシーですので、つい間食してしまう人は、ぜひ試してみてください。

とるならこんな「野菜」がおすすめ

野菜が健康によいということはすでにご存じだと思いますが、がん予防の観点からも推奨されています。

野菜には、カロテノイド、葉酸、ビタミンＣ、フラボノイド、イソチオシアネート、食物繊維などのがんを予防する成分が豊富に含まれています。

実際に、野菜を多く摂取する人は、様々ながんの発生率が低いということが、国内外の多くの研究より明らかとなっています。

まずは、海外からの大規模な研究結果を見ていきましょう。

イギリスにおける６万５千２２６人を対象とした大規模な調査結果を紹介します[52]。野菜を１日１皿以下しか食べていない人に比べ、５～７皿食べている人は、がんによる死亡リスクがおよそ30％も低いという結果でした。

さらに、がんを含めたすべての原因による総死亡率は、野菜を１皿以下しか食べていない人に比べ、１～３皿食べている人は14％、３～５皿の人は29％、５～７皿の人は42％低くなっていました。

このように、野菜をたくさん食べることで、がんだけでなくほかの原因も含めた総死亡リスクを最大で40%以上も減らすことができるという結果でした。

次に、日本人における研究結果を紹介します。

食事に関するアンケート調査の結果から野菜の1日あたりの推定される摂取量を3つのグループに分け、食道がん（扁平上皮がん）の発症リスクを比較しました（45〜74歳の男性約3万9千人を対象とした研究より）[53]。

その結果、野菜を最も多く摂取しているグループは、最も少なく摂取しているグループに比べ、食道がんのリスクがほぼ半減していました。

さらに野菜の摂取量と食道がんリスクとの関係を調べたところ、野菜の合計摂取量が1日あたり100g増加すると、食道がんのリスクが約10%低くなっていました。

また、40〜59歳の日本人約4万人を対象として野菜・果物摂取と胃がん発生率との関係を調べた研究で、すべての種類の野菜の摂取量が最も多いグループと最も少ないグループを比べたところ、最も多いグループは胃がんの発症率がおよそ25%低くなっていました[54]。

なかでも分化型（正常の細胞に近いタイプ）の胃がんのリスクは50％近くも低下していたのです。

色によって野菜を分類すると、「ほとんど食べない人」に比べて、「週に1日以上食べる人」は胃がんの発生率が、

緑色の野菜（ほうれん草など）……20％
黄色の野菜（にんじん、かぼちゃなど）……30％
緑黄色以外の野菜（白菜、大根など）……50％

低いという結果でした。

野菜には色々な種類がありますが、がん予防にはどんな野菜がいいのでしょうか？

多くの研究から、アブラナ科野菜のがん予防効果が高いことがわかっています[55]。

アブラナ科野菜にはブロッコリー、カリフラワー、キャベツ、大根、小松菜、白菜、チンゲンサイ、芽キャベツ、ケールなどがあります。

これらの野菜には、イソチオシアネートなどの抗がん作用のある成分が含まれています。

なかでもブロッコリースプラウト（ブロッコリーの新芽）に多く含まれるスルフォラファンには強力な抗酸化作用があり、「抗がん野菜」としてとくに注目されています。

日本でも、アブラナ科野菜とがんとの関係について調査した研究結果が報告されています。

9万人近くの日本人（45～74歳）を対象とした研究で、アブラナ科野菜の摂取量とがん、糖尿病、脳卒中、心筋梗塞による死亡率との関係を調査しました［56］。

アブラナ科野菜の摂取量により5つのグループに分類して比較したところ、摂取量が最も多い男性のグループは、最も少ないグループと比べると、がんによる死亡リスクが16％低下していました。

また、すべての疾患による全死亡リスクは、男性では14％、女性では11％低いことが明らかになりました。

これ以外にも、たばこを吸わない男性に対する研究では、アブラナ科野菜の摂取が多い人ほど肺がんになりにくいという研究結果がありますし［57］、閉経前の女性は、アブラナ科野菜の摂取量が多いほど、乳がんになりにくいという報告もあります［58］。

ほかにもがん予防に効く野菜はたくさんあります。代表的なものを紹介しましょう。

にんにく

にんにくには二硫化アリル（ジアリルジスルフィド）という成分が含まれており、抗酸化作用や抗炎症作用を介して、がんを抑えると考えられています。

また、二硫化アリルは大腸がん細胞の増殖を抑え、またマウスにおける研究では大腸がんの発がんを予防することが示されています。

トマト

トマトに含まれるカロテノイドであるリコピンは、強力な抗酸化作用があり、がん細胞の増殖を抑える効果、がん細胞の増殖に必要なコレステロールを低下させる作用、さらに血管新生を阻害する作用などが報告されています。

血管新生とは、がん細胞が血管をつくる物質を放出し、栄養を運んでくれる血管をおびき寄せること。がんの成長にはとても重要な条件であるため、これを阻害できることは、がんの予防や治療をする上でも、非常に効果的なのです。

リコピンを多く摂取する人は、前立腺がんの発症率が低く、また卵巣がんの増殖や転移を抑えることも実験によって明らかになっています。

ゴーヤ

ゴーヤはビタミン、ミネラル、食物繊維などの栄養素が豊富なだけでなく、抗がん効果を発揮する成分が含まれています。

細胞実験および動物を使った実験では、ゴーヤの抽出液が大腸がん、乳がん、すい臓がん、卵巣がんなど様々ながんの増殖を抑制することが示されています。

しょうが

その成分であるジンゲロールのがんに対する効果については、多くの研究結果が報告されています。

たとえばがん細胞を使った実験では、しょうが（抽出物やジンゲロール）は、肝臓がん、胃がん、大腸がん、胆管がん細胞を直接殺したり、増殖を抑制したりすることが報告されています。

さらに動物実験においても、肝臓がん、すい臓がん、大腸がん、胃がんなどの成長を抑えたり、転移を阻害したりする効果があったと報告されています。

しいたけ／舞茸《まいたけ》

しいたけや舞茸などのキノコ類には、β－グルカンという成分が豊富に含まれており、免疫力を高める効果やがんを抑制する作用が報告されています。

とくにしいたけ菌糸体に含まれているレンチナンは医薬品にもなっており、実際の臨床現場でほかの抗がん剤との併用でがんの治療に使われています。

また舞茸の成分であるＤ－フラクションは、がんと闘う免疫細胞（マクロファージ、Ｔ細胞、ＮＫ細胞）の活性を高めるだけでなく、直接、がん細胞の増殖を抑制することが報告されています。

セロリ

セロリにはビタミン、カリウム、食物繊維などの豊富な栄養素が含まれています。さらに、セロリには抗酸化作用を持つβ－カロテンが多く含まれており、がんの予防効果があると言われています。

また、セロリの抽出液ががん細胞の増殖を抑え、アポトーシス（細胞死）に誘導することが実験によって示されており、がんの治療効果についても期待されています。

玉ねぎ

玉ねぎには硫化アリル、ケルセチンやイソチオシアネートといった、抗がん作用を持った成分が含まれています。

なかでもケルセチンには強力な抗がん作用があり、すい臓がんの悪性化（増殖・浸潤《しんじゅん》・転移）を阻止することが実験によって示されています。

さらに、玉ねぎから抽出された新たな成分であるオニオンＡ（ＯＮＡ）は、卵巣がんに対して抗腫瘍効果を示すことが報告されています。

にんじん

がんに効く野菜として、真っ先に「にんじん」を思い浮かべる人もいるのではないでしょうか？

その理由の１つには、がんの食事療法として有名なゲルソン療法でにんじんジュースを大量に飲むこともあるでしょう（ゲルソン療法の効果については、賛否両論があります）。

にんじんには、セロリと同様、抗酸化作用、そしてがんの予防効果があるβ－カロテンが豊富に含まれています。

にんじんジュースの抗がん作用の医学的根拠として、乳がんの治療後の患者さんを対象とした臨床実験では、毎日新鮮なにんじんジュースを飲むことは、血中のカロテノイドを増加させ、酸化ストレスを減らすのに有効だったという報告があります。

ここまで様々な野菜を紹介してきましたが、どのくらい野菜を食べればいいのでしょうか？

健康日本21（21世紀における国民健康づくり運動）は、１日あたりの平均野菜摂取量を３５０ｇにすることを目標としています。

食事とがんの関連の研究を評価する世界がん研究基金（ＷＣＲＦ）と米国がん研究協会（ＡＩＣＲ）は、野菜と果物を合わせて１日に少なくとも４００ｇとることを推奨しています。

具体的には、野菜（サラダや野菜が主材料の料理：１皿70ｇ）を５皿分（３５０ｇ）と果物１皿分（１００ｇ）を毎日食べると、１日４００ｇ以上になります。生野菜のサラダだけでは量が多くなりますので、炒めたり、蒸したり、おひたしにするなど、加熱してかさを減らした野菜も上手にとり入れましょう。

少し大変と思われるかもしれませんが、ぜひ少しでも多くの野菜をとれるよう、食生活を見直してみてください。

毎日食べたい「果物」の健康効果

次に、がんのリスクを低下させる果物についてお話ししましょう。

果物をたくさん食べる人は、がんの発症率が低いことが明らかになっています。

前項でも紹介した研究では、果物については「ほとんど食べない人」に比べて、「週に１日以上食べる人」は胃がんの発生率がおよそ30％低いという結果でした（40～59歳の日本人約４万人を対象として野菜・果物摂取と胃がん発生率との関係を調べた研究より）[54]。

では具体的にどんな果物を食べればいいのでしょうか？

果物には、酵素が含まれていることにより消化を助ける働きがあります。

また、その抗酸化作用や抗炎症作用には、がんの予防や治療にその効果が期待されています。

果物に関しては、ある特定の果物の摂取とがんリスク低下の明らかな関係は証明されていませんが、動物実験などにおいて、その効果が報告されているものもあります。

代表的なものを紹介しましょう。

アサイー

抗酸化作用が高い果物としてまずあげられるのが、アサイーです。

アサイーは南米アマゾン原産のヤシ科の植物です。アサイーにはアントシアニンをはじめ、豊富なポリフェノールや栄養素が含まれており、健康食として話題になっています。

アントシアニンには、抗酸化作用や炎症を抑える作用があり、動物実験においてがんの予防効果もあることが確認されています[59、60]。

アサイーの果実１００ｇに含まれるポリフェノールは約４・５ｇで、ココアの約４・５倍、ブルーベリーの約18倍と言われています。

それ以外にも鉄分、食物繊維、カルシウム、ビタミンCなども含まれており、まさにスーパーフードと言えるのです。

アサイーの抗がん作用に関する研究論文もいくつか発表されています。そのうち6つの論文で、動物のがんモデルを用いて、アサイーの作用が調べられていました。その結果をまとめると、すべてのがん動物モデルにおいて、アサイーはがん発生率、がん増殖、腫瘍の数およびサイズを抑制していたのです。

そのメカニズムとしては、アサイーの抗炎症作用、がん増殖抑制作用、がん細胞にアポトーシス（細胞死）を誘導する作用が関わっている可能性が示されていました。

ブラックベリー

アサイーと同様、がんに効果のあるアントシアニンなどのポリフェノールが多く含まれているのが、ブラックベリー（ブラックラズベリー）です。

ブラックベリーがNK細胞などの免疫細胞による攻撃力を高めることによって、大腸がんを抑制するという動物実験の結果もいくつかあります。

たとえば、発がんマウスを用いて、ブラックベリーによる大腸がんの抑制効果を調べたものがあります。

マウスにブラックベリーを含む食事を4週間与え、大腸に発生したポリープ（腫瘍、がん）の数とサイズを調べたところ、明らかに数とサイズが低下していたことがわかりました。

このことから、ブラックベリーにはＮＫ細胞によるがん免疫を活性化させ、大腸がんの発がんや進行を抑制する可能性があることが示されています。

つまり、アントシアニンを含むベリー類には抗酸化作用、抗炎症作用、およびがん細胞による血管新生阻害作用があることは以前から報告されていましたが、これに加えて、ベリー類に免疫力を高める作用があることも示されたのです。

ベリーにはブラックベリーのほかにブルーベリー、ビルベリーなどがありますが、ブルーベリーにも、強力な抗がん作用があると報告されています。

りんご

乳がんの再発を防ぐのに効果的な食べ物の1つに、りんごがあります。

りんごにも、がんの予防や治療の手助けをするポリフェノールがたくさん含まれているのですが、とくにフロレチンという成分に注目が集まっています。

過去の研究では、フロレチンはがん細胞の増殖を抑制し、アポトーシス（細胞死）に導くことが報告されていました。

このフロレチンが、乳がん細胞の増殖と、遊走（がんの転移に必要な運動）を阻害したという実験結果もあります。

ポリフェノールの一種であるフロレチンは、りんごだけでなく梨にも含まれています。

また、シークワーサーと似た柑橘系フルーツの四季橘《しききつ》にも豊富に含まれています。

四季橘は別名カラマンシーといい、フィリピンなどの東南アジアで人気の柑橘類です。

フロレチンに加え、クエン酸、ノビレチン、シネフリン、ビタミンC、β－クリプトキサンシン、ヘスペリジン、カルシウムなどの栄養成分を豊富に含んでいることから、健康食品としても注目されています。

では果物は1日にどのくらいの量を食べればいいのでしょうか？

先ほども述べましたが、果物は毎日1皿分（100g）を食べるのがいいでしょう。りんごなら1／2個、四季橘なら約1個ぐらいです。

「海藻」のネバネバ成分は万能薬

昆布、わかめ、メカブ、もずくに含まれる特有のぬめり成分（硫酸化多糖類）の一種がフコイダンです。そう、よく言われる「ネバネバ成分」の１つです。

私はよく「フコイダンは本当にがんに効きますか？」と外来でがん患者さんから質問されます。

フコイダンは、がん患者さんがよく利用するサプリメントとしても有名ですし、実際に試された方も多いのではないでしょうか。

では、実際のところ、フコイダンの効果はどうなのでしょうか？

フコイダンがどうしてがんによいのか、フコイダンとがんとの関係についての基礎的な実験結果によると、以下の５つの作用によってがんの治療をサポートすることがわかりました。

①がん細胞に対する抗腫瘍作用

フコイダンは、様々な種類のがん細胞に対して増殖を抑制し、アポトーシス（細胞死）の経路を活性化して、がん細胞を死に導くとされています。さらに、動物実験ではフコイダンががんの増殖を抑制し、転移を減少させることが示されています。

②血管新生を抑制し、がんの成長・転移を阻止する作用

がんが大きく成長するためには、血管内皮細胞増殖因子（糖たんぱく）などの物質を分泌し、新しく血管をつくる必要（血管新生）があります。

フコイダンは、この血管新生を抑えることが報告されています。

③免疫力を高める作用

フコイダンはがんに対する免疫力の要であるＮＫ細胞の数を増やし、また同時にその活性を高めることが確認されています。

実際に、人における研究で、メカブから抽出されたフコイダンを摂取することで、ＮＫ細胞の活性が上昇する傾向にあったというデータもあります。

またフコイダンは、がんを殺傷する役目のキラーT細胞と呼ばれるリンパ球を増加させるという報告もあります。

④ 抗がん剤・分子標的薬の効果を高める作用

通常の抗がん剤と同時にフコイダンを投与することで、治療の効果を高めると報告されています。

たとえば、HER2陽性乳がん等に対して使われている分子標的薬のがん増殖抑制効果を相乗的に高めることが報告されています。

⑤ 疲労感を軽減し、がんや抗がん剤治療に伴う筋肉の萎縮を改善する作用

フコイダンは、運動に伴う疲労感を軽減し、がんや抗がん剤治療が原因の筋肉の萎縮を改善することが、動物実験で示されています。

ただ、細胞や動物実験に比べて、人におけるフコイダンの研究は少ないというのが現状です。

しかし、最近になってがん患者さんにおけるフコイダンの効果に関する臨床研究の報告が増えてきました。

たとえば、転移性大腸がんの患者さんを対象とした比較実験では、フコイダンを摂取することによって、生存期間が延びる傾向が見られました。

また別の日本の論文では、大腸がん患者において、抗がん剤治療とフコイダンの併用をしたところ、通常の抗がん剤治療だけのグループに比べ、抗がん剤の副作用である疲労感が減少し、治療も長く続けることができたとしています。

さらに、フコイダンを併用したグループのほうが、生存期間が長い傾向にあったという報告があります。

ちなみにこの研究では、沖縄もずくから抽出したフコイダンを用いたそうです。

このように、フコイダンには、がん治療中の患者さんにとってメリットとなる効果が多いことが報告されているのです。

今後、より大規模な臨床研究によって、フコイダンの効果を証明してほしいものです。

「プチ糖質制限」は最強の食事療法だった！

ここまでお話ししてきたように、がんの再発や進行を防ぐ効果があると期待される食材や食事療法は様々なものがあり、実際、患者さんからも特定の食材や食事療法について「がんの治療に効果があるのか」と質問されることがよくあります。

がんにいいと言われている食事療法については、これまでにも様々な方法が報告されています。たとえば、玄米菜食、ゲルソン療法、アトキンスダイエット、ファスティング（断食）、地中海ダイエット、ベジタリアン食、サウスビーチダイエット（身体にいい炭水化物、身体にいい脂肪だけを3段階に分けてとるダイエット）などなど。

外来に来られるがん患者さんにどんな食事がよいかと聞かれた場合、私がおすすめしているのは「楽しくゆるい糖質制限食」です。

糖質制限食とは、「米、小麦粉、いも、砂糖などに多く含まれる糖質をなるべくとらないことで、血糖値を上げない（あるいは、血糖値の上昇をゆるやかにする）食事療法」です。

つまり、ごはんやパン、めん類などの主食を減らし、たんぱく質や脂質を多く含むおかずをしっかりとる食事のこと。

糖質制限食の第一人者である高雄病院の江部《えべ》康二先生をはじめ、最近では多くの医師が、がんの予防や治療において糖質制限食あるいは糖質を限りなく制限したケトン食が期待できることを論じています。

糖質制限食（あるいはケトン食）によってがんが縮小したり、がん患者の生存期間が延びることを証明した臨床試験（つまり医学的根拠）はありませんが、がん患者さんには糖質制限食が望ましい理由がいくつかあります。

まず第1に、血糖値が高い状態（高血糖）が、がんを進行させるという研究データがあることです。実際に、試験管のがん細胞に糖（グルコース）を加えると、動きが活発になり、転移しやすくなります。動物実験では、高血糖のマウスはがんの成長が早くなることがわかっています。

第2に血糖値が上昇すると、これを抑えようとして血液中にインスリンと呼ばれるホルモンが分泌されます。このインスリンががん細胞の増殖を促し、がんを進行させることもわかっています。とくに、血糖値が急激に上昇する血糖値スパイクが起こると大量のインスリンが分泌されるため、これを防ぐことが重要です。糖質制限食をとることで、血糖値スパイクを防ぐことができます。

第3に、長期間にわたって高血糖の状態が続くと、慢性炎症（慢性的な炎症状態）が引き起こされることがわかっています。この慢性炎症によって血液中に分泌される炎症性サイトカインと呼ばれる物質が、がんを進行させるという研究データがあります。

さらに、一般的に糖尿病があるがん患者は、がんの進行による死亡リスクが高い（生存期間が短い）ことが報告されています。もちろんすべてのがんが高血糖によって進行するとは限りませんが、高血糖状態になるのを防ぐことで、少なくとも一部のがんの進行を抑えることができると考えられます。これらの理由から、がんの再発や進行を予防するためには、できるだけ血糖値を上げない食事、つまり糖質制限食が理想的なのです。

では実際に糖質制限をする方法について説明しましょう。

繰り返しになりますが、糖質制限食とは、「主食を抜いておかずを中心に食べる」食事法です。

具体的には、ごはん・めん類・パンなどの米・小麦製品やいも類など糖質が主成分のものを抜くか控えめにし、その分、肉や魚などを多めに食べます。

先述した江部先生は、糖質制限食を3つにランク分けしています。

３つのランクをごく簡単に説明すると、

・３食とも主食を食べない〝スーパー糖質制限〟
・３食のうち２食は主食を食べない〝スタンダード糖質制限〟
・３食のうち、１食は主食を食べない〝プチ糖質制限〟

私は、がん患者さんにはまずプチ糖質制限、あるいはスタンダード糖質制限を推奨しています。

これまで３食しっかり主食を食べていた方は、まずはプチ糖質制限から始めるといいでしょう。

がん患者における糖質制限食の安全性や効果を疑問視する人もいますが、アメリカの研究では、進行がん患者における糖質制限食（ケトン食）による副作用はなく、むしろ生活の質を高めたと報告されています。

これまでのところ、がん患者さんが糖質制限をして危険を伴うことはまずないでしょう。

ただし、糖質制限食が危険、あるいは適応にならない患者さんがいます。以下のような方は、糖質制限食の適応にならないため、注意が必要です。

・糖尿病の治療として経口血糖降下剤の内服や、インスリン注射を受けている患者さん（低血糖になる可能性があるため）
・すい炎や進行した肝硬変、腎機能低下がある患者さん

また、極端にやせている人、低たんぱく（アルブミン）血症の人、抗がん剤治療の副作用で食欲がない人、がんによって急にやせた人なども、糖質制限には向いていないと思われます。

いずれにしろ、糖質制限食は実践する前に、必ず主治医に相談するようにしてください。

飲み物の「温度」ががんのリスクを左右する!?

朝、熱いコーヒーやお茶で目を覚ましている人も多いでしょう。寒い日には熱いものをフーフーしながら飲んだり、食べたりすると体が温まりますね。

しかし、実は熱い飲み物や食べ物は、がんのリスクを高めることがわかっています。そのきっかけとなったのは、熱いマテ茶を飲む習慣のある国の人に、食道がんが多いことが報告されたからです。

南アメリカにおけるマテ茶と食道がん（扁平上皮がん）との関連については２つの大規模な研究があります。

マテ茶を飲む習慣のある人は、飲まない人に比べて食道がんのリスクが60％高かったというのです[61]。しかも、マテ茶の温度が高くなるにしたがって、がんのリスクがより高くなるという結果でした。

さらに、熱い飲食物と食道がんのリスクについて調査した研究結果によると、熱い飲食物の摂取は、食道がんのリスクをなんと82％も高めるということでした[62]。

これらの研究結果をうけて、ＷＨＯ（世界保健機関）のがんについての専門機関ＩＡＲＣ（国際がん研究機関）は、２０１６年、「65℃以上の非常に熱い飲み物には、おそらく発がん性がある」と発表しました。

もちろん、これはマテ茶に限ったことではありません。

熱い飲み物や食べ物であれば、コーヒーや紅茶などのお茶でも食道がんのリスクを高めてしまいます[63]。中国の研究報告では、熱いお茶、お湯、および食べ物の摂取は、食道がん（扁平上皮がん）のリスクをそれぞれ2・23倍、2・13倍、2・98倍に高めるとしています[64]。

さらに最近、熱いお茶と食道がん（扁平上皮がん）との関係に関する研究で、以下のようなことがわかりました（40～75歳の5万人以上を対象とした研究より）[65]。

・温度が60℃以上の熱いお茶を好む人は、60℃未満のお茶を好む人よりも食道がんを発症する確率が1・41倍高い
・お茶を注いでから2分以内に飲むと答えた人は、6分以上待つと答えた人と比べて食道がんを発症する確率が1・51倍高い
・1日に温度が60℃以上の熱い茶を700㎖以上飲むことは、食道がんのリスクを90％増加させる

熱い飲み物や食べ物は、食道がん（とくに扁平上皮がん）のリスクを高めることは明らかであると考えられます。

コーヒーやお茶、みそ汁、スープ、お鍋など熱い飲食物は、冷ましてから口にする習慣をつけましょう。

熱さの度合いがわからない人は、1度、普段飲んだり、食べたりしている物の温度を測ってみてください。65℃以上の場合は要注意です。できれば、60℃以下で口にするように心がけてください。

第3章 免疫力がアップする！ がんを予防する生活習慣

「体を動かすこと」はがん予防の基本だが

運動をすると、生活習慣病や心筋梗塞などの予防や、死亡のリスクを減らせることはよく知られています。

それだけではありません。運動はがんを予防する効果があることも明らかになってきました。

運動と様々ながんとの関係を調査した欧米の最大規模の研究が、２０１６年に報告されました。

この研究は、欧米で全１４４４万人を対象に、運動（ウォーキング、ランニング、スイミングなど）に費やす時間や身体活動レベルと、26種類のがんの発症率について調査したものです[66]。

解析の結果、観察期間中に18万６千９３２件のがんが確認され、最も活発に運動する人は、ほとんど運動しない人に比べ、13種のがんの発症リスクが低下することが示されました。


がんの種類と運動によるリスクの低下の割合は以下の通りです。

食道（腺）がん（42％）、肝臓がん（27％）、肺がん（26％）、腎臓がん（23％）、胃噴門がん（22％）、子宮体がん（21％）、骨髄性白血病（20％）、骨髄腫（17％）、結腸がん（16％）、頭頸部がん（15％）、直腸がん（13％）、膀胱がん（13％）、乳がん（10％）

では、日本人の場合はどうでしょうか？

日本人を対象とした研究においても、運動をする人のほうががんになるリスクが低いという結果が報告されています[67]。

日本人約８万人を対象とし、くわしいアンケート調査によって日々の身体活動のレベル

（運動量）を評価し、その後、平均7・5年間の観察期間中のがん発症を追跡調査しました。

その結果、最も運動量が少ない人に比べ、最も運動量が多い人は、すべてのがんの発症リスクが男性で13％、女性で16％低くなっていました。

また、がんの種類別では、男性の結腸がん、肝臓がん、すい臓がん、女性の胃がんで、運動によるリスク低下が示されています。

たとえば男性の結腸がんの場合、最も活発に運動する人は、ほとんど運動しない人に比べておよそ40％もリスクが下がるという結果でした。

運動ががんを予防する理由

では、どうして「体を動かすこと」ががんの予防につながるのでしょうか？

色々な要因があると考えられていますが、主なものを紹介しましょう。

・定期的な運動によって、肥満が予防できる（肥満はがんのリスク因子となる）
・運動は血糖値の上昇およびインスリンの分泌を抑える（高血糖状態やインスリンは、がんを進行させる原因となる）

・運動によって、炎症を抑えることができる（慢性の炎症はがんの原因となり、がんを進行させる）
・運動には、がんの原因となる活性酸素を抑制する抗酸化作用がある
・運動によって筋肉から放出される様々な物質にがんを抑制する作用がある

上記の理由から、身体活動量を高めたり、運動をしたりすることによって様々ながんを防ぐことができるのです。

では、がんを予防するためにはどんな運動を、どの程度すればよいのでしょうか？
厚生労働省は、「健康づくりのための身体活動基準２０１３」のなかで、18歳から64歳の身体活動について、以下のようなことを推奨しています。

・歩行またはそれと同等以上の強度の身体活動を毎日60分行うこと
・65歳以上の高齢者については、強度を問わず、身体活動を毎日40分行うこと

1日の運動の目安

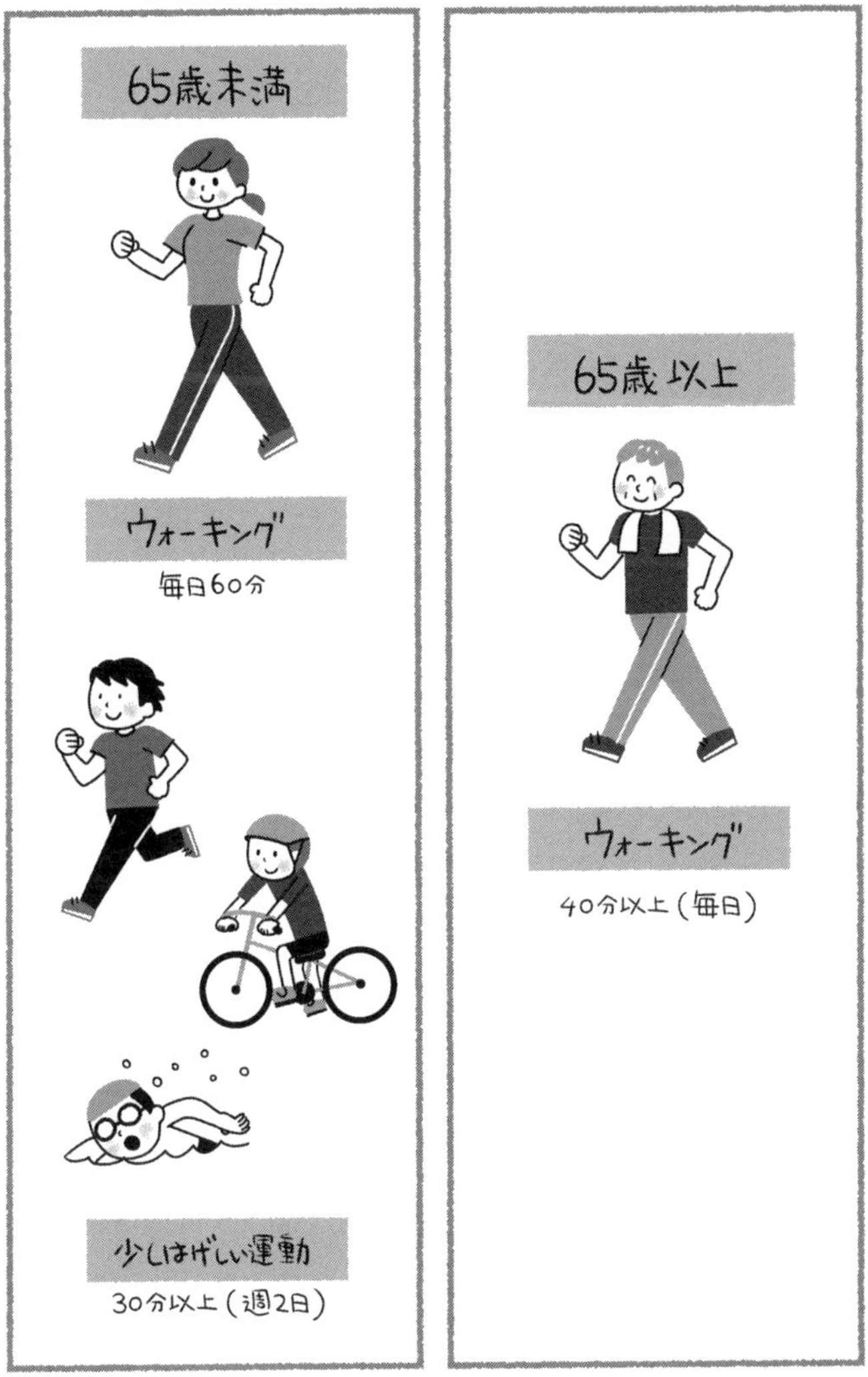
65歳未満
ウォーキング
毎日60分
少しはげしい運動
30分以上（週2日）
65歳以上
ウォーキング
40分以上（毎日）

65歳未満の人は、毎日60分間のウォーキングに加えて、30分以上の少し激しい運動（ランニング、サイクリング、スイミングなど）を週2日行うことが大切です。

65歳以上の人は、毎日40分間のウォーキングを目標にしましょう。

いかがですか？

「少しハードルが高い」と思った人や、「忙しくて、毎日運動なんてムリ」という人もいるかもしれません。でも、大丈夫です。

実は、毎日運動できなくても、週末だけ運動すればがんの予防効果があるという研究報告があるのです。

イギリスの研究者らは、6万人以上の国民の運動パターンを、①まったく運動していないグループ、②運動が不十分なグループ、③週末だけ運動しているグループ、④定期的に十分な運動をしているグループの4つに分類し、がん死亡率との関係を調査しました[68]。

その結果、「運動していないグループ」と比較して、「定期的に十分な運動をしているグループ」はがんによる死亡リスクが21％低下していましたが、「週末だけ運動しているグループ」でもほぼ同等の18％低下していたのです。

つまり、週1～2回の運動でも、がんによる死亡率をおよそ20％近く低下させることができるのです。

ただし、週末だけの場合には、少し激しい（息がはずみ、汗をかく程度の）運動が1時間以上は必要です。

できれば毎日、もし無理なら週末だけでも運動する習慣をつくるといいでしょう。

死亡リスクを下げる「貯筋《ちょきん》」のススメ

一般的に、年齢とともに少しずつ筋肉は減り、筋力は衰えていきます。

実は、この筋肉量と筋力の低下がひどい状態でがんになった場合、とても都合が悪いことがわかっています。

みなさんは、「サルコペニア」という言葉を聞いたことがありますか？

「サルコペニア」とは、筋肉を意味する「サルコ」と、減少を意味する「ペニア」を組み合わせた言葉で、何らかの原因で筋肉量と筋力が異常に低下する状態のことです。

筋肉量の減少は30代から始まり、健康な人でも70代以降では平均30％も減少すると言われています。したがって、サルコペニアは老化現象の一部と考えられていました。

ところが最近、がんとサルコペニアとの関係が少しずつわかってきました。

これまでの研究によると、がん患者の一部にもサルコペニアが見られました。それに加えて、サルコペニアがあると、治療がうまくいかずに長生きできないことがわかってきました。

たとえば、サルコペニアがある状態で手術を受けると、肺炎など術後の合併症が数倍にも増え、手術によって死亡するリスクが高くなり、さらには長期的な生存期間が短くなるという報告があるのです。

実際、胃の切除を受けた胃がん患者さんを対象とした海外の大きな研究では、サルコペニアがある患者さんは、重症の術後合併症が発生するリスクが3倍も高く、また長期の死亡リスクが60％近くも上昇することがわかっています[69]。

また、胃がん患者さんを対象とした日本の研究でも、手術前にサルコペニアがあった人は、長期の死亡リスクが82％も増加したのです[70]。

このほかにも、食道がん、大腸がん、肝臓がん、およびすい臓がんの患者さんは、サルコペニアがあると手術後の合併症率や死亡リスクが高まることが研究で報告されています。

がんの治療を成功に導き、長生きするためには、日頃からサルコペニアを予防することが非常に重要になります。

サルコペニアをきちんと診断するには、筋肉量を測定する必要があるため、病院で検査を受ける必要があります。

しかし、日常生活でサルコペニアを疑うポイントがあります。

・ペットボトルのふたが開けにくい
・10段程度の階段を上ることが難しい
・自転車で坂道を上れない
・歩くのが遅くなり、横断歩道を青のまま渡りきることができない

以上のようなことがあてはまる場合、サルコペニアの疑いがあります。

「指輪っかテスト」のやり方とサルコペニアの可能性の目安

また、サルコペニアの可能性を評価する方法として、以下のようなテストがあります。それが「指輪っかテスト」です[71]。簡単ですのでぜひやってみてください。

自分の両手の親指と人差し指をくっつけて輪をつくり、ふくらはぎの一番太い部分を囲めるかどうかを調べます。

・手指でつくった輪っかで、ふくらはぎの一番太い部分を囲めない場合→ふくらはぎの筋肉がしっかりあるのでサルコペニアの可能性は低い
・手指でつくった輪っかの大きさが、ふくらはぎの一番太い部分をぴったり囲める場合→サルコペニアと診断されるリスクが2・4倍
・ふくらはぎの一番太い部分に対して、手指でつくった輪っかに隙間ができる場合→サルコペニアと診断されるリスクが6・6倍

手の指とふくらはぎの間に隙間ができる人は要注意です。一度、病院で検査してもらうことをおすすめします。

では、サルコペニアを防ぐためにはどうしたらよいのでしょうか？

サルコペニアを引き起こすメカニズムは、栄養状態の悪化や代謝異常によって筋肉の分解が亢進《こうしん》することに加えて、筋肉の合成が減少することだと考えられています。したがって、適度な運動によって筋肉の分解を防ぎ、加えてたんぱく質を中心とした栄養をとって筋肉の合成を増加させることがサルコペニアを防ぐ予防や治療となります。

具体的な対策を紹介しましょう。

①週に2～3回、筋トレ（レジスタンス運動）をする

スポーツジムに通い、専門のトレーナーの指導のもとで筋トレをするのがベストですが、自宅でできるダンベル運動や腕立て伏せ（壁立て伏せ）、スクワットなどでもＯＫです。

ダンベル運動

軽めのダンベル（女性は1～3kg、男性は3～5kg）を手に持ち、反動を使わずに10～20回程度上げ下げしたり、左右に開閉したりします。これを3セット繰り返します。

腕立て伏せ（壁立て伏せ）

両手を肩幅程度に開いて床に手をつき、体をまっすぐに保ちながら、ゆっくりと腕を曲げ伸ばしします。通常の腕立て伏せがきついと思う方には、立ったまま壁に手をついて腕の屈伸動作を行う壁立て伏せがおすすめです。10～20回を１セットとして、３セットを目標にしましょう。

スクワット

足を軽く肩幅程度に開き、背中を丸めずにゆっくり膝を曲げていきます。最初のうちは、膝を浅く曲げるところから始め、慣れてきたら少しずつ深く曲げるようにしましょう。10～20回を１セットとして、３セットを目標にしましょう。

② 食事からたんぱく質をしっかりと摂取する

体重１kgあたり、１日１・２～１・５ｇのたんぱく質（体重50kgの人は60～75ｇ）をとる必要があります。目安としては、肉または魚を２００ｇ（たんぱく質40～50ｇ）食べて、卵（１個でたんぱく質６ｇ程度）を１～２個追加すれば、１日に必要なたんぱく質がとれます。

ちなみに、良質のたんぱく質を含む食品は、肉（牛サーロイン、豚ロース、鶏むね肉、鶏レバー）、卵（鶏卵）、牛乳、ヨーグルト、魚類（アジ、イワシ、カツオ、サケ、ブリなど）、大豆食品（豆腐、納豆、豆乳）などがあります。これらの食品を毎日とるように心がけてください。

③ホエイプロテインやサプリメントをとる

筋肉の分解を防ぎ、合成を促すためには、食事からたんぱく質をしっかりと摂取した上で、原料が牛乳のホエイプロテインや必須アミノ酸のロイシン（あるいはＨＭＢという成分）のサプリメント、およびビタミンＤやオメガ３脂肪酸のサプリメントを継続して摂取すると効果的という報告があります。ホエイプロテインは運動直後に摂取することがおすすめです。

ここまでご紹介したことを実践し、がんになったときに備えて、貯金だけでなく、ぜひ「貯筋」もしておきましょう。

がんを遠ざけるベストな「体重」とは

みなさんは、自分のＢＭＩ（ボディ・マス・インデックス）をご存じですか？

ＢＭＩは肥満指数あるいは体格指数とも呼ばれ、太っているか、やせているかを客観的に評価する指標として最もよく使われており、次の式で計算できます（自動で計算してくれるアプリやウェブサイトもあります）。

［体重（kg）］÷［身長（m）の２乗］

ちなみに身長は㎝（センチメートル）ではなくm（メートル）です。

たとえば、１６０㎝、50kgの人なら「50÷（1・6×1・6）＝19・53」になります。

ちなみに肥満（および低体重）の基準は国によって異なります。

日本では、日本肥満学会の基準がよく使われていますが、18・5〜25未満を普通体重とし、18・5未満を低体重（やせ）、25以上の場合を肥満（1度から4度）と定めています。

日本肥満学会の肥満度判定基準

BMI	肥満度判定
18.5未満	低体重(やせ)
18.5～25未満	普通体重
25～30未満	肥満(1度)
30～35未満	肥満(2度)
35～40未満	肥満(3度)
40以上	肥満(4度)

出典:日本肥満学会

前にも触れましたが、肥満は、脂質異常症（高コレステロール血症など）、糖尿病、高血圧、あるいはメタボリックシンドロームといった生活習慣病と関係していることは有名ですが、実は、がんとも深く関わっています。

これまでの多くの研究により、がんになりやすい体型となりにくい体型があることがわかってきました。

海外の研究では、肥満があると、大腸がん、乳がん、子宮体がん、すい臓がんなどのリスクが高くなることが示されています。

日本の研究では、肥満は男女問わず、大腸がん、肝臓がんのリスクを増加させ、男性ではすい臓がん、女性では閉経後の乳がんのリスクを増加させることがわかっています。

日本人でのＢＭＩとすい臓がんとの関係を調べた研究では、肥満（ＢＭＩが30以上）の男性は、すい臓がんのリスクが70％以上も増加することがわかりました[72]。

では、がんによる死亡リスクが最も低いＢＭＩの値はどのくらいでしょうか？

35万人以上の日本人を対象とした大規模な研究によると、ＢＭＩとすべてのがんによる死亡リスクとの関係は左図のようになっていました[73]。

男性では逆のＪ字、女性ではＵ字のような形となっていて、以下のことがわかります。

BMIと死亡リスクとの関係

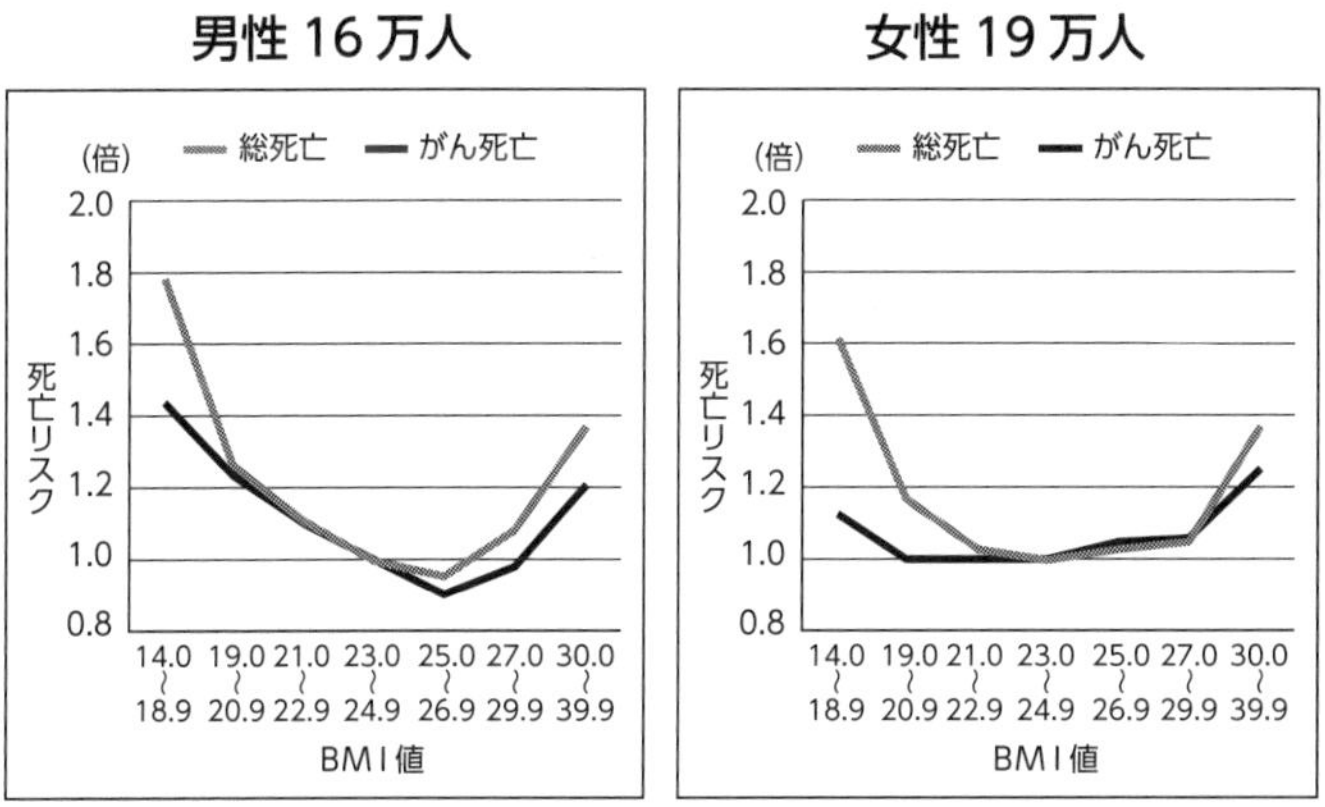

出典:国立がん研究センター予防研究グループ科学的根拠に基づくがんリスク評価とがん予防ガイドライン提言に関する研究(https://epi.ncc.go.jp/can_prev/evaluation/2830.html)(一部改変)

男女ともにBMI30以上の肥満でがん死亡率が上昇する

ＢＭＩが30～39・9の人は、がんによる死亡率が（ＢＭＩが23～24・9の人に比べて）男性で20％、女性で25％も増加していました。

男性ではBMI21未満のやせでがん死亡リスクが上昇する

たとえば、ＢＭＩが19～20・9の男性は、がんによる死亡率が（ＢＭＩが23～24・9の人に比べて）23％も増加していました。

つまり、太りすぎだけでなく、なんと、やせすぎもがんのリスクを上げてしまうのです。ちなみに、がんだけでなく、すべての死因による総死亡率で見てみると、最も死亡率が低いのは、男性はＢＭＩが25～26・9、女性は23～24・9のグループでした。

体重は私たちが思うより簡単に増減します。「自分は太っていない（あるいはやせすぎていない）から大丈夫」という人も、油断は禁物。最低でも月に1回はＢＭＩを計算してください。そして、カレンダーに記入しましょう。

肥満ややせすぎの人は目標ＢＭＩを設定し、できるだけ適正範囲に近づけるように心がけたいものです。

「日本人のためのがん予防法」では、中高年期男性はＢＭＩ値21～27、中高年期女性はＢＭＩ値21～25の範囲になるように体重を管理することをすすめています。

また、２型糖尿病（高血糖症、インスリン抵抗性、相対的インスリン不足が特徴の長期的代謝異常）と診断された日本人を対象に行われた、食べる速度と肥満との関連を調べた研究によると、食べる速度が速い人は速度が遅い人に比べ、肥満の割合が圧倒的に高くなることが明らかになりました[74]。

肥満を防ぐためには、できるだけゆっくり食べることが大切です。

一方、体重を増やしたい人は、ただ単に食事量を増やすだけでなく、筋肉の量を増やすことが必要です。

そのためには、筋トレ（レジスタンス運動）をしながらたんぱく質をしっかりと食事から摂取することです。

たんぱく質の１日の摂取量の目安は、前述した通り、体重１kgあたり１・２～１・５ｇになります。

もっとも安上がりながん予防法は「座る時間」を減らすこと

現代社会では、生活が便利になる一方で、あらゆる場面で座って過ごす時間が増えました。

たとえば、娯楽（テレビ、ビデオゲーム、コンピューター、スマートフォン、タブレット、読書など）、仕事（デスクに座っての仕事、パソコンに向かっての仕事など）、移動（バス、車、または電車）など、日常生活では座ったままで行うことが圧倒的に多いと思いませんか？

とくに、長時間仕事をする日本人は座っている時間がほかの国に比べても長いといわれています。世界20カ国の成人を対象に、平日の座位時間について調査した研究結果では、世界20カ国の平均が5時間なのに比べ、日本人はなんと平均を2時間上回る1日7時間であることがわかりました。

そして、座って過ごす時間やテレビの視聴時間が長い人（つまり活動性の低い人）は、肥満や糖尿病などの生活習慣病に限らず、すべての部位のがん（とくに大腸がん、すい臓がん、子宮体がん、および肺がん）になりやすいことが多くの研究によって明らかとなっています。

日本人（3万3千人以上）を対象とした大規模な調査では、仕事中に座ったままの時間が長い人ではすべての部位のがんのリスクが上昇する傾向にあり、とくに男性ではすい臓がん、女性では肺がんのリスクが高くなるという結果でした。

では、なぜ座っている時間やテレビを観ている時間が長いと、がんのリスクが増加するのでしょうか？　はっきりとした理由の特定にはいたっていませんが、以下の複数の要因が考えられています。

・座っている時間が長くなると、エネルギー消費量が減り、様々ながんの危険因子である肥満につながる
・テレビの視聴時間が増えると、がんの原因となる砂糖入り飲料水やスナック菓子、ファストフードといった不健康な食べ物（超加工食品）の消費増加につながる
・運動不足によって、血糖値を下げるインスリンが体で効きにくくなる「インスリン抵抗性」につながり、がんのリスクを高める
・運動不足によって、がん細胞の成長をうながす慢性炎症（慢性的な炎症）が引き起こさ

れる

このような理由から、座って過ごす時間が増えるとがんのリスクが高くなると考えられます。言い換えると、「座る時間を減らすことが最大のがん予防になる」のです。

では、日常でできる座る時間を減らすコツをいくつかご紹介したいと思います。

・買い物など近くへの用事では車を使わず、歩いて移動する
・エレベーター、エスカレーターを使わず、できるだけ階段を使う
・通勤の電車・バスの一駅分を歩く
・職場で座って仕事をする場合、できるだけ歩いてものを取りに行ったり、遠いトイレに行く
・万歩計（歩数計）や歩数などの体の動きが記録できる器具を購入し、まずは1日1万歩歩くことを目標にする

「座る時間を減らす」だけでがん予防ができるのであれば、簡単で、安上がりだと思いま

せんか？

ぜひ、これからは日常生活のなかで、できるだけ座って過ごす時間を減らし、歩く習慣をとり入れてみてください。

がんにならない理想の「睡眠時間」

みなさんは、毎日どれくらい睡眠時間をとっていますか？

適切な睡眠時間は健康を維持し、病気を予防する上でとても重要であるという研究結果があります。もちろんこれは、がんにもあてはまります。

それによると、睡眠不足だけでなく、睡眠時間が長すぎてもがんのリスクを高めることがわかっています。

ある海外の研究では、平均的な睡眠時間（6〜9時間）の人と比べ、睡眠不足（6時間未満）の人は大腸がんのリスクが2・1倍となり、また睡眠時間が長い（9時間以上）人は3・8倍になるという結果でした[75]。

また、女性を対象とした研究では、平均的な睡眠時間（7〜9時間）の人に比べ、睡眠時間が長い人は女性ホルモンと関連するがん（乳がん、子宮体がん、卵巣がん）の発症リスクが22％も増加していました[76]。

肥満は乳がんのリスクを上げることはすでに述べましたが、肥満で、かつ睡眠時間が短い女性、あるいは、睡眠時間が長い女性は、ともに乳がんのリスクが高くなっていました[77]。

そして睡眠が不規則な人も、がん、とくに乳がんなどの性ホルモン関連がんの発生リスクが高くなることがわかっています。実際に、夜勤者・交代制勤務者など、夜起きて仕事をしている人は、乳がんの罹患率が高まることが報告されています[78]。

日本国内でも同様の研究結果が報告されています。

日本人女性を対象とした追跡研究では、睡眠時間6時間以下のグループは、7時間のグループに比べて、乳がんの発生リスクがおよそ60％高くなっていました[79]。

なぜ睡眠時間の差によってがんのリスクが変わるのでしょうか？

はっきりとした理由はわかっていませんが、眠っている間に分泌されるメラトニンというホルモンが関わっている可能性があります。

メラトニンには抗がん作用があり、乳がんなどの「性ホルモン関連がん」の原因となる性ホルモンの分泌を抑制するといわれています。睡眠時間が足りないと、このメラトニンの分泌時間が短くなり、性ホルモン関連がんのリスクが高くなると考えられています。

一方で、長時間の睡眠は血液中の炎症性サイトカインと呼ばれる物質（インターロイキン1や腫瘍壊死《えし》因子など）が増える原因となり、これらの物質ががんの成長をうながす可能性が指摘されています。

さらに、長時間の睡眠はコルチゾールと呼ばれるホルモンの分泌量を高め、肥満のリスクを上昇させると考えられています。肥満は乳がんや大腸がんなど、複数のがんのリスクを高めることはお話したとおりです。

いずれにしても、睡眠不足および長時間の睡眠は、ともにがんのリスクを高める可能性があるのです。

では、どのくらいの睡眠時間が理想的なのでしょうか？

がんに限らず、すべての死因による死亡率は、睡眠時間が約7時間（6・5〜7・4時間）の人が最も低いという研究結果があります（およそ10万人の日本人を15年近く追跡した研究より）[80]。

人によって適切な睡眠時間は違いますが、7〜8時間を目安にしっかりと睡眠時間を確保することが重要です。

睡眠時無呼吸ががんのリスクを高める

また、「睡眠時無呼吸」ががんのリスクを高めることもわかっています。

睡眠時無呼吸症候群とは、無呼吸（10秒以上の気流停止）が1晩（7時間の睡眠中）に30回以上、もしくは1時間あたり5回以上ある状態のことです。

海外からの報告によると、睡眠時無呼吸がある人は、がん全体のリスクが26％高くなること、また臓器別では腎臓がん（2・24倍）、メラノーマ〈悪性黒色腫・皮膚がん〉（1・71倍）、乳がん（1・43倍）、および子宮体がん（2・80倍）のリスクが高くなることが示されています［81］。

実際には寝ている間の無呼吸状態に自分ではなかなか気づくことができないため、専門の検査を受けないとわかりません。

ただ、大きないびきをかく人、パートナーや家族に「睡眠中に呼吸が止まっていた」と指摘されたことがある人、昼間に急に眠くなることがある人（たとえば居眠り運転をしそうになったり、大事な会議中にうとうとしてしまう）、睡眠時間を十分にとっているはずなのに疲れが残っていると感じる人は、睡眠時無呼吸症候群の可能性があります。

専門の医療機関（呼吸器内科）を受診して検査・治療を受けましょう。

がんの大敵「ストレス」を減らす3つの手段

ストレスが、がんの重要な原因であることは多くの研究から明らかとなっています。

動物実験の結果になりますが、慢性のストレスががんの成長を早めることが報告されています［82、83］。

また、人における165の研究を総合的に解析したところ、ストレスがあることで、もともと健康だった人のがん発症のリスクを高めるという報告もあります［84］。

ではなぜ、ストレスががんのリスクを高めるのでしょうか？

人はストレスを感じると、脳からの指令により、副腎《ふくじん》皮《ひ》質《しつ》からコルチゾールなどの副腎皮質ホルモンが分泌されます。同時に、自律神経のうち交感神経系が優位となり、副腎髄質からアドレナリンやルアドレナリンというホルモンが分泌されます。

これらのストレスによって分泌されるホルモンは、免疫力を低下させることがわかっています。その結果、がんを排除する体の機能が低下し、結果的にがんが発育したり、進行したりすると考えられています。

逆に、ストレスがなく、心地よく感じたときには、手術やがんの疼痛《とうつう》の管理にも使われ脳内麻薬といわれる内因性オピオイドのβ-エンドルフィンが分泌されます。

このβ-エンドルフィンが、免疫力を高めるＮＫ細胞やＴリンパ球の機能を高めることが明らかとなっています。

つまり、ストレスによって免疫力が変化し、がんの発症や生存率にも影響すると考えられるのです。

慢性のストレスは自律神経のなかでも交感神経の緊張をもたらしますが、この交感神経が直接がんの発生や進行に関わっていることもわかってきました。

たとえば、交感神経が乳がんの増大に伴って乳がん組織内に入り込み、がんの増殖や転移に強い影響を及ぼすことが報告されています[85]。

このように、ストレスは自律神経、ホルモンのバランス、そして免疫システムに影響を与えることで、がんのリスクを高めていると考えられます。

がんを予防するためには、できるだけストレスの少ない生活を送る必要があります。とはいえ、〝ストレスのない生活〟にすぐ切り替えることは、そう簡単ではありません。そこで、ストレスを減らすコツをいくつかご紹介したいと思います。

① 交通騒音を避け、静かな環境で暮らす

みなさんは今、どんなところに住んでいますか？

静かな環境ですか？　それとも、車や電車の騒音など交通騒音がうるさい環境でしょうか？

あまり知られていませんが、実は交通騒音ががんのリスクを高めるという海外からの研究データがあるのです。

デンマークで、居住地の道路の交通騒音レベルと乳がんのリスクについて調査した研究によると、騒音レベルが10デシベル増えるにしたがって、乳がん全体のリスクが10％増加したという結果でした[86]。

なかでも乳がん（エストロゲン受容体陽性）が23％、乳がん（プロゲステロン受容体陽性）が21％も増加しており、交通騒音と乳がんリスクとの関係が強く認められました。また、この交通騒音による乳がんリスクの増加は、とくに夜勤をする看護師に見られたとい

うことです。

このほかにも、65デシベル以上の道路の騒音によって、リンパのがんである悪性リンパ腫（非ホジキンリンパ腫）のリスクが18％増加するといった報告もあります[87]。交通騒音ががんのリスクを高める原因については、今のところまだ解明されていません。おそらく交通騒音にさらされることは、ストレスや睡眠障害につながり、これがストレスホルモンであるアドレナリンの増加やメラトニンの減少などホルモン分泌の異常を引き起こし、がんの発症リスクを高めている可能性があります。

これだけ大規模な研究で交通騒音とがんとの関係が証明されているので、交通騒音によって夜眠れないような場所に住んでいる人は、より静かな環境に引っ越すことを考えたほうがよいかもしれません。

あるいは、窓枠のすき間や通気口・換気口を防音のための専用テープなどでふさいだり、吸音材や防音材などを壁に貼ったりして、騒音を減らしてもいいでしょう。

②森林浴をする

自然のなかを散歩することも、ストレスの解消にいいと言われています。

人間には、がんを防ぐ免疫監視システムがあります。

このがん予防の最前線で働く細胞が、ＮＫ細胞です。人間の体では細胞分裂のたびに、がん予備軍となる異常な細胞が生まれているのですが、ＮＫ細胞がこの異常な細胞を退治することで、がんにならずに済んでいるのです。

実はこのＮＫ細胞は、たばこや紫外線などの活性酸素、ストレスや睡眠不足、不規則な生活などによってその働きが低下することがわかっています。

ＮＫ細胞の働きが低下すると、がんになりやすい、あるいはがんの治療がうまくいかない可能性もあります。

実際、過去の研究ではＮＫ細胞の活性が高い人ほど、がんの発症率が低くなることがわかっています[88]。

ではＮＫ細胞の働きを高めるためにはどうしたらいいのでしょうか？

実はその方法が森林浴なのです。森林浴には、ＮＫ細胞の活性を高める作用があると言われています。

日本医科大学の李《り》卿《けい》准教授が森林総合研究所と共同で行った有名な森林浴実験を紹介しましょう[89]。

都内の大手企業に勤める健常な男性と、都内の大学病院に勤務する健常な女性看護師を対象として、長野県の森林環境内に3日間滞在させ、ブナや杉の森林遊歩道を散策してもらいました。その前後に血液検査を行い、NK細胞の活性および細胞数を測定しました。

結果は以下の通りです。

・NK細胞の細胞数が有意に増加していた
・NK細胞の活性が有意に上昇していた
・血液中に抗がんたんぱく質であるパーフォリン、グランザイム、グラニュライシンが有意に増加していた
・森林浴によるNK細胞活性の上昇が、1週間以上も持続していた

一方、対照実験として行われた緑の少ない都市部への一般旅行では、NK細胞への効果は見られず、NK細胞活性の上昇はありませんでした。

森林浴によるこのようなNK細胞活性化のメカニズムについては、森林浴のリラックス効果によってストレスが軽くなると同時に、森林からの揮発性芳香物質（フィトンチッド）

が関係していると考えられています。

実際に、ホテルに宿泊している人に、ヒノキから抽出したフィトンチッドを部屋に加湿器で噴霧させたところ、尿中のアドレナリンなどのストレスホルモンの濃度が低下し、血液中のＮＫ細胞の数や活性度が高まりました[90]。

日帰りの森林浴でも、２泊３日の森林浴と同様にＮＫ細胞の活性化を高める効果が確認されています[91]。

とくに都会に住んでいる人は、晴れた気持ちのいい日には、週に1回程度でよいのでストレスを発散させて免疫力を高めるために、ぜひ森林浴に出かけてみてください。出かけることができない場合には、室内緑化や市販されているフィトンチッドを試してみるのもよいかもしれません。

③ マインドフルネス瞑想をする

最後に、第1章でも簡単に触れましたが、不安を減らすためのセルフケアとして、瞑想、とくにマインドフルネス瞑想をとり入れることをおすすめします。

マインドフルネスとは、「今この瞬間」に意識を集中し、現実をあるがままに受け入れる心の状態のことをいいます。

日常生活のなかで次々にわきおこる雑念や負の感情、無駄な考えにとらわれていると、心の休まる時間がとれず、ストレスにうまく対応することができなくなってしまいます。

マインドフルネス瞑想は、そんな注意が散漫になった状態から、意識を「今、ここ」に向けて集中した状態に導くことにより、ストレスを軽減する方法です。

欧米では、がんに伴う症状の改善や、がん患者・がんサバイバーの生活の質を高める目的でマインドフルネス瞑想が取り入れられてきました。

実際に、臨床試験により、「マインドフルネスに基づいたストレス軽減プログラム」によって乳がん患者さんの再発を抑えるなど、身体的および精神的な健康が促進されたことが証明されています。

マインドフルネス瞑想には、「静座瞑想法」「ボディー・スキャン」「歩行瞑想法」など様々な種類があり、立ちながらでも座りながらでも行えますが、座ったほうがリラックスできますので、慣れるまでは座って行うことをおすすめします。

具体的なやり方としては、背筋を伸ばし肩の力を抜き、眠るように目をつむってリラックスします。この時、身体の感覚に意識を向けます。

そして、姿勢よりも大切なのが呼吸法です。マインドフルネス瞑想の最中は、自分の呼吸だけに注意を向け、それ以外に注意がそれないようにします。深呼吸のような深い息ではなく、普段からしている自然な呼吸をするのがポイントです。

もしほかのものに意識が向いてしまったら、一度マインドフルネス瞑想を中止して、少し時間をおいて頭をすっきりさせましょう。落ち着いてから、もう一度マインドフルネス瞑想をしてみてください。

慣れないうちは10~15分程度、慣れてきたら30分程度を目安にやってみると効果がより実感できます。ぜひ実践してみてください。

医学的にも認められた「笑い」のパワー

日常生活において簡単にストレスを減らす方法としておすすめなのが、笑いを取り入れることです。

「笑いが健康にいい」ことは以前から言われていましたが、実際に笑いがストレスを減らし、免疫力を高めることが様々な研究により明らかになってきました。

健常男性を対象とした研究では、コミック映画を観ることによって、ＮＫ細胞の活性度が高まることが報告されています[92]。

また、入院中の糖尿病患者を対象とした別の研究では、お笑いのビデオを観て笑うことにより、ＮＫ細胞の活性化に関連する14の遺伝子の発現が上昇しました[93]。

さらに、がん患者を対象とした研究においても、笑いの有効性が示されています。

抗がん剤で治療中あるいは手術をした41名の胃がん・大腸がん患者さんを対象に、「笑い治療」の免疫力に対する効果を調べました。

その結果、抗がん剤治療も手術も、患者さんの免疫力低下を引き起こすものの、抗がん剤治療中に笑い治療を受けた患者さんは、免疫力の低下が防げることが証明されました[94]。

また最近では、「笑いヨガ」がストレスに与える影響を調べた研究が報告されました。

笑いヨガとは、１９９５年にインド人の医師が考案したものです。「笑いの体操」と「ヨガの呼吸法」を組み合わせたユニークな運動法で、具体的には、ユーモア、冗談、コメディーは使わず、理由なく笑うという方法です。

参加者は、月１回、45分間の笑いヨガを６カ月間続けました。その結果、血液中のコルチゾールなどのストレスホルモンが有意に減少していました[95]。

このように、「笑い」はストレスを減らし、ＮＫ細胞を活性化し、がんの予防に有効であると考えられます。

コメディー映画、お笑いＤＶＤ、落語などなど、好きなジャンルでいいですので、１日１回はお腹を抱えて大いに笑う習慣をつくりましょう。

吸わない人にも影響を与える「たばこ」の問題

最近、他人が吸ったたばこの煙（副流煙）にさらされる「受動喫煙（あるいは間接喫煙）」の健康被害に注目が集まっています。

受動喫煙によって、脳卒中、虚血性心疾患、呼吸器疾患、乳幼児突然死症候群（ＳＩＤＳ）などの様々な病気が引き起こされることがわかっていますが、なんといっても最大の関心事は「がん」のリスクが高まることです。

受動喫煙とがんとの関係については、これまでにも多くの研究結果があります。

たばこを吸っている人自身のがんのリスクが高まることは、みなさんご存じだと思います。

しかし、たばこを吸う人が吐き出した煙や、たばこから立ち上る煙（副流煙）を吸い込んでしまう人も、がんを発症するリスクが高まってしまうのです。

しかも、たばこを吸う人がフィルターを通して吸い込む「主流煙」よりも「副流煙」のほうが発がん性物質など多くの有害物質を含んでいるのです。

厚生労働省によると、主流煙に比べ、副流煙のほうが、有毒な物質として有名なニコチンは2・8倍、タールは3・4倍、一酸化炭素は4・7倍と、多くの発がん性物質を含んでいます。

さらに、有害物質のジメチルニトロソアミンに至っては19〜129倍、ニトロソピロリジンは9〜76倍、4－アミノビフェニルは30倍など、その有害物質の量は主流煙とは比較にならないほど多いのです。

自らたばこを吸わないおよそ3万人の日本人女性を調べた研究があります。

たばこを吸わない夫を持つ女性に比べ、たばこを吸う夫を持つ女性は、肺がんの発症リスクが34％も高いという結果になりました[96]。

なかでも、肺腺がん（肺がんの1つ）のリスクが高く、およそ2倍にもなっていました。

また、夫の喫煙本数別にみると、夫がたばこを吸わない女性に比べ、1日に20本未満で1・7倍、20本以上では2・2倍と、やはり本数が多いほど肺腺がんのリスクが高くなることが明らかです。

受動喫煙は家庭だけの問題ではありません。

職場の受動喫煙もがんのリスクを高めることがわかっています。職場で受動喫煙がある女性は、ない女性に比べて肺がんのリスクが32％高いという結果でした。

さらに、たばこを吸う夫を持ち、かつ職場でも受動喫煙がある女性は、どちらもない女性に比べておよそ2倍も肺腺がんのリスクが高くなっていました。

受動喫煙は乳がんのリスクも高める

「受動喫煙によってリスクが増加するがんは、肺がんだけだろう」

このように思っている人も多いのではないでしょうか？　実は、そうではありません。

たばこを吸わない日本人女性を対象にした解析では、家庭あるいは職場など公共の場所で受動喫煙を受けていたグループの乳がん発症リスクは、受動喫煙のないグループに比べて2・6倍も高いことがわかりました［97］。

このように多くの研究データにより、副流煙は多くのがんのリスクを高める危険因子として確実視されているのです。

家族や親しい人にたばこを吸う人がいる場合は、家や車の中などで日常的に有害な副流煙にさらされることになります。

また、厚生労働省は受動喫煙対策として、公共の建物（屋内および敷地内）や飲食店での禁煙を推し進めていますが、未だに全面禁煙は実現していません。

自分の身は自分で守るしかありません。できるだけ喫煙所や喫煙している人のそばに近づかないことで、副流煙を避けるとともに、家族がたばこを吸っている場合には、受動喫煙の危険性を理解してもらい、ただちに禁煙してもらいましょう。

あなどれない「歯」とがんの関係

歯周病（歯肉炎、歯周炎）は、細菌の感染によって引き起こされる口の中の炎症性疾患です。

最近、この歯周病が全身の様々な病気の原因となることがわかってきました。

たとえば、重症の歯周病では口の中の細菌が血液や呼吸器内に入り込み、全身を巡って、動脈硬化症、狭心症、心筋梗塞、脳梗塞、肺炎などを引き起こすことがあります。

一方で、歯周病の人はがんになりやすいことも報告されており、とくに口腔がん、肺がん、すい臓がんのリスクを高めることがわかっています。これまでの研究データを紹介しましょう。

歯周病とすべてのがんの発症リスクとの関係を調べた大規模な研究によると、歯周病の人は、がんのリスクが14～20％高くなるという結果でした[98、99、100]。

また、歯科での検査における研究で、重症の歯周炎のある人は、歯周病がない人に比べ、すべてのがんのリスクが24％も増加することが示されました[101]。

とくに肺がん（2倍以上）と大腸がん（50％）のリスクが増加していました（歯周病の重症度を客観的に評価された7千466人を対象とし、およそ15年観察した研究より）。

そのほかの研究でも、歯周炎によってすべてのがんの死亡率が33％増加するという結果が示されています[102]。

以下、各部位のがんと歯周病の関係について紹介しましょう。

口腔がん

11の研究報告をまとめたところ、歯周病の人は口腔がんのリスクが3・2倍にも高まることが報告されています[103]。

また、7つの研究結果より、歯周病によって抜けた歯と口腔がんのリスクとの間に相関関係があることがわかりました[104]。つまり、抜けた歯の本数が多いほど、口腔がんのリスクが高くなるということです。

肺がん

5つの研究（およそ32万人が対象）をまとめた解析によると、歯周病は肺がんのリスクを24％増加させるという結果でした[105]。

この歯周病による肺がんのリスク増加は、男性だけでなく、女性でも見られました。

すい臓がん

また別の研究では、歯周炎がある人はすい臓がんのリスクが74％高くなるという結果でした。さらに、歯周炎によってすい臓がんによる死亡率が2・3倍にも上昇するということとがわかりました［102］。

つまり、歯周病は口腔がん、肺がん、およびすい臓がんをはじめ、様々ながんの発症リスクや死亡率を高めるのです。

まずは、あなたが歯周病かどうかをチェックすることが重要です。以下に、「歯周病のセルフチェック」を紹介します。

気になる方は、歯科医院を受診し、歯周病のチェックを受けてください。

歯周病は、多くの場合、日頃の歯みがきや歯科検診で原因となる歯垢（プラーク）や歯石を除去することで予防できます。

まずは毎食後に加え、しっかりとした歯みがきを習慣にし、歯垢や歯石がつかないようにしましょう。

歯と歯の間など、歯ブラシだけでは磨ききれない場所には、歯間ブラシやデンタルフロスを使うのもよいでしょう。

また、定期的（通常は1年に3回～4回、歯周病のある人は月1回程度）に歯科医院を受診し、歯みがきの指導や歯石除去をしてもらってください。

歯周病のセルフチェック（日本臨床歯周病学会ホームページより）

□朝起きたとき、口の中がネバネバする。
□ブラッシング時に出血する。
□口臭が気になる。
□歯肉がむずがゆい、痛い。
□歯肉が赤く腫れている（健康的な歯肉はピンク色で引き締まっている）。
□かたい物が噛みにくい。
□歯が長くなったような気がする。
□前歯が出っ歯になったり、歯と歯の間に隙間がでてきた。食物が挟まる。

・あてはまる項目が3～5個の人↓油断は禁物です。ご自分および歯医者さんで予防するように努めましょう。
・あてはまる項目が6～7個の人↓歯周病が進行している可能性があります。
・すべての項目にあてはまる↓歯周病の症状がかなり進んでいます。

第4章 専門医だけが知っている！受けるべき検査・不要な検査

CT、MRI、内視鏡…画像検査はがんの種類によって違う

がんにかかったことがある人は、定期的に通院し、診断を受けていると思います。

この章では、がんの再発を防止するために、プラスαで受診しておいたほうがいい検査や病院選びについてお話したいと思います。

今は、がんにかかっても長生きできる時代です。

これに伴い、たとえ最初のがんを治療によって克服しても、ほかの臓器に別のがんが発生することも、決して珍しくはありません。

1度がんの診断を受けた人は、別の臓器にがんが発生するリスクが高くなることがわ

かっています。また、がんと診断されたのとほぼ同時に、ほかの部位にがんが見つかることもあります。

このように、がんと診断された患者さんや、治療を受けたがんサバイバーに、新しいがんができることを「重複がん」といいます。

たとえば、肺がんと診断されたことのある人は、少なくとも10年間は、喫煙が原因と考えられているがん（肺がん、喉頭がん、咽頭がん、口腔がん、食道がん）を発症するリスクが高いことが報告されています。

また、最初のがんが消化管（胃がんや大腸がん）の場合、やはり消化管のがんを発症する可能性が大きいことがわかっています。

さらに、胃がんと診断された人は大腸がんが発生するリスクが高く、大腸がんと診断された人は胃がんのリスクが高まることが報告されています。

乳がんの場合、重複がんとして卵巣がん、すい臓がん、および皮膚がんが多いことが報告されています。

このような理由から、がん治療後は、通常5年間（あるいは10年間）は定期的に再発の有無のチェックをします。

がんの再発や転移を調べる検査としては、ＣＴ検査（あるいはＭＲＩ検査）またはＰＥＴ検査（全身の再発・転移を調べる場合）などを行うことが多いですが、それだけでは発見できないがんもあります。

したがって、より早期にがんの再発や転移、あるいは重複がんを発見するためには、最初のがんを治療した病院での定期検査に加え、より積極的に、自分で自治体などのがん検診や、人間ドックやがんドックなど、任意型のがん検診を受けることで、がんの見落としができるだけ少なくなるようにしましょう。

がんの画像検査には、通常のエックス線（レントゲン）検査、超音波検査、ＣＴ検査、内視鏡検査などがありますが、それぞれ検査できる部位や発見できるがんの種類（臓器）が違います。

エックス線検査で発見しやすいがんもあれば、内視鏡検査で発見しやすいがんもあります。

たとえば、肺がんを見つけるためには胸部エックス線検査または胸部ＣＴ検査が適していますが、胃がんを見つけるためには胃内視鏡検査が適しています。

つまり、検査対象となる臓器に応じて検査を使い分ける必要があるということなのです。

ここでは、がんの発見に使われるおもな画像検査を、がんの種類別にまとめておきますので参考にしてください。

脳腫瘍：頭部ＭＲＩまたはＣＴ検査
甲状腺がん：超音波検査
乳がん：乳房エックス線検査（マンモグラフィー）、乳腺エコー検査
肺がん：胸部エックス線検査、胸部ＣＴ検査
食道がん：内視鏡検査
胃がん：内視鏡（胃カメラ）検査（または胃部エックス線検査）
大腸がん（結腸・直腸がん）：内視鏡検査
肝臓がん：超音波検査（または腹部ＣＴ検査）
胆道（胆管、胆のう）がん：超音波検査（または腹部ＣＴ検査）
すい臓がん：超音波検査（または腹部ＣＴ検査）
腎臓がん：超音波検査（または腹部ＣＴ検査）

「血液」でどこまで診断できるのか

健康診断やがんドックの血液検査で、腫瘍マーカーを測定することがあります。

腫瘍マーカーとは、血液中の特殊なたんぱく質などの濃度で、がんの存在や広がり、再発などが予測できる検査のことです。がん細胞があると、このたんぱく質が分泌されたり、がんに対する体の反応として血液中でこのたんぱく質が上昇したりするのです。

つまり、がんが存在することを示す1つの証拠と考えるとよいでしょう。

150～151ページにあるのが、代表的な腫瘍マーカーです。

このように腫瘍マーカーのなかには、1種類のがんに特異的なものもありますし、複数のがんで陽性になるものもあります。

ただ、すべてのがんを網羅する腫瘍マーカーは存在しません。

さらに、表にあるように腫瘍マーカーの陽性率は50～90％程度であり、がんがあったとしても陰性となることがあります。

がんが存在するのに陰性になることを「偽《ぎ》陰性《いんせい》」といいます。とくに、がんが早期の段

腫瘍マーカー	対象となるがん	陽性率	偽陽性を示す良性疾患
NCC-ST439	すい臓がん 胆道がん 乳がん	60% 50% 35%	慢性肝炎・肝硬変・急性肝炎
CA15-3	乳がん	45%	肝硬変
SLX	肺腺がん すい臓がん 胆道がん	45% 60% 40%	慢性すい炎・慢性肝炎
CYFRA（シフラ）	肺扁平上皮がん 肺腺がん	75% 55%	肺良性疾患・慢性肝炎・肝硬変
NSE	肺小細胞がん 神経芽細胞腫	70% 90%	脳血管障害、脳炎
SCC抗原	肺扁平上皮がん 子宮頸がん	60% 70%	皮膚疾患、肺炎、気管支炎
CA-125	卵巣がん	80%	子宮内膜症、嚢胞腺腫
PSA	前立腺がん	70%	前立腺肥大症

代表的な腫瘍マーカー

腫瘍マーカー	対象となるがん	陽性率	偽陽性を示す良性疾患
AFP (α-フェトプロテイン)	肝細胞がん	75%	慢性肝炎・肝硬変
PIVKA II	肝細胞がん	60%	肝硬変
CEA	大腸がん 肺がん(腺がん) 甲状腺随様がん	65% 55% 80%	慢性肝炎・肝硬変・慢性すい炎・炎症性腸疾患
CA19-9	すい臓がん 胆道がん 大腸がん	90% 80% 40%	慢性すい炎・胆管炎・慢性肝炎・閉塞性黄疸
Span-1	すい臓がん 胆道がん	80% 70%	肝硬変・慢性肝炎
CA50	すい臓がん 胆道がん	80% 70%	慢性すい炎・慢性肝炎
DUPAN-2	すい臓がん 胆道がん	70% 65%	肝硬変・急性肝炎
エラスターゼ I	すい臓がん	70%	急性すい炎

階では陽性率が上昇しないことが多いため、早期がんを見つける際にはあまり役に立たないのです。

逆に、腫瘍マーカーではがんがなくても、陽性になることがあります。これを「偽《ぎ》陽性《ようせい》」といいます。

腫瘍マーカーのなかには良性の病気や炎症で陽性率が上昇するもの、まったく病気がなくても陽性率が上昇してしまうものもあります。

たとえば、有名なＣＥＡという腫瘍マーカーは、たばこを吸う人で陽性率が上昇することがわかっています。

つまり、腫瘍マーカーが陰性だったら「がんがない」、あるいは腫瘍マーカーが陽性だったら「がんがある」とは言い切れないのです。

なかには腫瘍マーカーが陽性なのに、各種検査でがんが見つからず、「がんがどこかに隠れているのでは？」と不安なまま日常生活を送っている人もいます。

このような理由から、前立腺がんの検査で測定するＰＳＡを除き、ほとんどの腫瘍マーカーはがん（とくに早期がん）の拾い上げ検査には向いていません。

一方で、腫瘍マーカーは、がんの診断の補助、治療効果の判定、および再発のチェックには役立ちます。

たとえば、画像検査である臓器に腫瘤《しゅりゅう》（しこり）が発見され、良性か悪性かわからない場合、腫瘍マーカーが陽性であれば、良性よりも悪性、つまりがんの可能性が高くなります。

また、腫瘍マーカーはがん細胞の量を反映することがあります。

腫瘍マーカーが非常に高値の場合には、がんが転移していたり、思った以上に広がっていたりすることがあります。

さらに腫瘍マーカーは、治療の効果判定に役立つことがあります。

たとえば、手術の前に上昇していた腫瘍マーカーが、手術後に正常値まで低下した場合、いったん、がんがきちんと除去できたと考えることができます。

同様に、抗がん剤治療によって腫瘍マーカーが下がっていれば効果があったと判定し、逆に上昇し続ける場合には十分な効果がなかったと判定する助けになります。

ほかにも、腫瘍マーカーは治療の判定だけでなく、その後の経過観察期間中における再発のスクリーニング検査としても使われています。

たとえば、治療後にいったん低下していた腫瘍マーカーが再び上昇してきた場合、がんの再発や転移を疑ってほかの検査を行うことがあります。

なお、一般的に、人間ドックや検診目的での腫瘍マーカー検査には保険が適応されず、自費になります。

とくに複数の腫瘍マーカー検査を受けると、かなり高額になるため、基本的にはおすすめしません。

「がん遺伝子検査」とは

今、がんと遺伝子との関係について多くの情報が得られ、膨大なデータも蓄積されつつあります。

では、がんの遺伝子検査とはどのようなものなのでしょうか?

ごく簡単に言えば、唾液や血液中のDNAを採取し、その塩基配列などを調べることによって、特定のがんを発症するリスクや、がんの存在を診断するものです。最近では、血液や尿を使った新しいがん診断法が話題となっています。

現在利用できるがんの遺伝子検査には、主に以下のようなものがあります。

・遺伝子の一塩基多型（ＳＮＰ《スニップ》）によるがんのリスク検査
・遺伝子発現（スイッチのオン・オフ）のパターンによるがん診断法
・マイクロＲＮＡによるがん診断

このうち、血液中のマイクロＲＮＡを測定するがん診断法は、13種類のがんを診断できると報告されています。一部のがんでは２０２０年中にも実用化され、自費の人間ドックなどで検査を受けられる見込みとのことです。

さらに、線虫の嗅覚を利用したまったく新しいがん検査（Ｎ－ＮＯＳＥ）が登場しています。この検査では、１滴の尿から15種類のがんを網羅的に診断可能です。

これらの検査は、非常に高い精度を謳《うた》っているものもありますが、まだ大規模な人を対象としたデータはないため、がんのスクリーニング検査としての有用性は不明です。

血液や尿で正確にがん診断ができるようになるには、少なくともあと数年はかかるでしょう。

性別・年代別の受けておきたい検査

年齢とがんとの関係も気になるところでしょう。

ここでは、がんの早期発見を目的とした年代別、男女別の受けるべき検査について紹介します。参考にしてみてください。

【男性】

30歳～

・ピロリ菌検査（陽性ならば除菌治療＋胃内視鏡検査）

胃がんの最大の原因はヘリコバクターピロリ（以下、ピロリ菌）という細菌です。まずは、近くの医療機関（内視鏡検査ができる消化器内科が望ましい）でピロリ菌の検査を受けましょう。

ピロリ菌に感染しているかどうかを調べる検査には、内視鏡検査で直接胃の粘膜を採取する方法や、簡単な尿素呼気試験法（吐いた息で検査する方法）、血液、尿、便の抗体・

抗原検査などがあります。

もし、ピロリ菌が陽性だった場合、必ず除菌治療を受けてください。除菌によって胃がんのリスクを減らすことができます。

これまでの研究データによると、ピロリ菌を除菌することにより、胃がんにかかるリスクをおよそ30～50％減らせることが報告されています。

ただ、ここで注意してほしいのは、ピロリ菌を除菌して安心してしまうことです。「ピロリ菌を除菌したら、もう胃がんにはならない」と思っている人がいるかもしれませんが、実はそうではありません。

たとえピロリ菌を除菌しても、胃がんになる可能性は残ります。

とくに、除菌をした時点で、ある程度胃炎が進んでいた人は、胃がんのリスクが高いと言われています。ピロリ菌を除菌しても安心せず、定期的に胃内視鏡検査を受けてください。

また、たとえピロリ菌検査が陰性だったとしても、安心はできません。

過去にピロリ菌の感染があり、たまたま抗菌剤を飲んで偶然に除菌されていたり、胃粘膜の萎縮が進んで自然に消えたりする可能性もあります。このような場合には、やはり胃がんになるリスクがあります（とくに自然消失の場合にはリスクが高いと言われています）。

したがって、ピロリ菌検査が陰性であったとしても、数年に1度は胃内視鏡検査を受けて胃炎（とくに萎縮性胃炎）のチェックをしておくことをおすすめします。

40歳～

・胸部ＣＴ検査（とくに喫煙者）または胸部エックス線検査

胸部ＣＴ検査は、従来のエックス線検査に比べて肺がんをより早期に発見でき、その結果、死亡率を低下させることができます。

肺がんが気になる人、とくにヘビースモーカーや副流煙の影響を受けている肺がんのリスクの高い人は、低線量ＣＴ検査による肺がん検診を受けることをおすすめします。

・腹部超音波検査

腹部超音波検査は、皮膚の上からお腹に超音波をあてて行う検査で、この検査をすることで、多くの臓器の情報が得られます。検査する際に痛みがないことや、比較的安価であること、またエックス線を使わないため放射線被曝がないこともメリットです。

腹部超音波検査によって発見できるがんには、肝臓がん、胆道がん（胆のうがん、胆管がん）、すい臓がん、腎臓がんがあります。

とくに、2型糖尿病がある患者さんは、すい臓がんが発生するリスクが高いので、ぜひ受けてほしい検査です。

・大腸内視鏡検査

40歳を過ぎたら大腸がんのリスクが高くなるため、1度人間ドックなどで大腸内視鏡検査を受けることをおすすめします。

ポリープなど異常がまったくない場合には、大腸がんが発生するリスクは低いと考えられ、しばらくの間（5～10年間程度）、検査を受けないでよくなります。

一方、大きな腺腫、たくさんの腺腫、あるいは顕微鏡検査でがんに近い腺腫があった人は、大腸がんになりやすいことがわかっていますので、その後も2～3年おきに定期的な内視鏡検査を受けることで、がんを早期に発見することができます。

以下、50歳以降の男性に受けてほしい検査をあげておきます。すでに説明した検査内容については、説明を省略します。

50歳～

・胸部CT検査（とくに喫煙者）または胸部エックス線検査

・腹部超音波検査

・胃内視鏡検査

・大腸内視鏡検査

60歳～

・胸部CT検査（とくに喫煙者）または胸部エックス線検査

・腹部超音波検査

・胃内視鏡検査

・大腸内視鏡検査

・PSA検査（前立腺がん）

前立腺がんの発症は、60歳頃から高齢になるにつれて顕著に高くなります。このため、ＰＳＡ検査を受けましょう。

ただ、治療の必要性にとぼしい悪性度の低い前立腺がんが発見されることもあり、問題となっています。

次に、女性に受けてほしい検査を紹介します。男性と同じ内容のものは、説明を省略します。

【女性】

20歳〜

・子宮頸部細胞診検査

子宮頸がんの発症リスクは20代から高まり、30〜40代で発症のピークを迎えます。このため、20代から定期的に子宮頸がん検診（子宮頸部細胞診検査）を受けるようにしましょう。

30歳〜

・ピロリ菌検査（陽性ならば除菌治療＋胃内視鏡検査）

・**子宮頸部細胞診検査**

・**乳腺エコー検査**

乳房に超音波をあてて行う検査。腫瘤（しこり）を写し出すことに優れているため、触診ではわからないような小さなしこりも写し出すことが可能です。若い女性に多い高濃度乳房（デンスブレスト）と呼ばれる乳腺が発達した乳房では、マンモグラフィーで乳房の大部分が白く写るため、がんが見落とされる可能性があります。そのため、若い女性には、乳腺エコー検査が有効です。

40歳～

・**子宮頸部細胞診検査＋子宮内膜細胞診検査**

40代後半からは、子宮体がんの発症率が上昇するため、子宮頸がんに加えて子宮体がんの検診（子宮内膜細胞診）も受けましょう。

・**マンモグラフィー＋乳腺エコー検査**

マンモグラフィーは、乳房専用のエックス線装置で画像診断し、乳がんの早期発見を目的とします。マンモグラフィー検査では、乳がんの初期症状である微細な石灰化や、小さなしこりなどを画像で捉えることができます。

ただ、先述したように、マンモグラフィー検査の結果で「高濃度乳房」と言われた人、あるいは40代の人（高濃度乳房が70～80％と多いため）は、マンモグラフィーではがんが見落とされる可能性があるため、任意型の乳がん検診として、マンモグラフィーに加えて乳腺エコーを追加するとよいでしょう。

・胸部ＣＴ検査（とくに喫煙者）または胸部エックス線検査
・ピロリ菌検査（陽性ならば除菌治療＋胃内視鏡検査）
・大腸内視鏡検査

50歳～
・子宮頸部細胞診検査＋子宮内膜細胞診検査
・マンモグラフィー
・胸部ＣＴ検査（とくに喫煙者）または胸部エックス線検査

・胃内視鏡検査
・大腸内視鏡検査

60歳～
・子宮頸部細胞診検査＋子宮内膜細胞診検査
・マンモグラフィー
・胸部CT検査（とくに喫煙者）または胸部エックス線検査
・腹部超音波検査
・胃内視鏡検査
・大腸内視鏡検査

ここで紹介した検査が市町村など自治体のがん検診に含まれている場合には、そちらを受けてもよいでしょう。

２０１６年４月から、自治体の胃がん検診の方法として、従来の胃部エックス線検査と胃内視鏡検査のどちらかを選べるようになりました。すべての自治体で内視鏡検査が可能

市町村のがん検診の項目について

厚生労働省において、「がん予防重点健康教育及びがん検診実施のための指針」（平成20年3月31日付健発第0331058号厚生労働省健康局長通知別添）を定め、市町村による科学的根拠に基づくがん検診を推進。

指針で定めるがん検診の内容

種類	検査項目	対象者	受診間隔
胃がん検診	問診に加え、胃部エックス線検査または胃内視鏡検査のいずれか	50歳以上 ※当分の間、胃部エックス線検査については40歳以上に対し実施可	2年に1回 ※当分の間、胃部エックス線検査については年1回実施可
子宮頸がん検診	問診、視診、子宮頸部細胞診及び内診	20歳以上	2年に1回
肺がん検診	質問（問診）、胸部エックス線検査及び喀痰細胞	40歳以上	年1回
乳がん検診	問診及び乳房エックス線検査（マンモグラフィー） ※視診、触診は推奨しない	40歳以上	2年に1回
大腸がん検診	問診及び便潜血検査	40歳以上	年1回

注意：胃がん検診で行われてきた胃部エックス線検査（バリウム透視検査）では、粘膜の色の変化などは検出できないため、ごく初期の胃がん（および食道がん）の発見は難しいとされています。
出典：厚生労働省・がん検診（https://www.mhlw.go.jp/stf/seisakunitsuite/bunya/0000059490.html）（一部改変）

なわけではありませんが、できれば胃内視鏡検査を受けることをおすすめします。

病院選びはここを見る!

「がんの治療を受ける病院はどうやって選ぶべきか?」は、とても重要な問題です。なぜなら、選んだ病院によって命が助かるかどうかが決まることもあるからです。

病院選びの基準は、人それぞれだと思います。近くの通いやすい病院がいい人、名医がいる有名な病院がいい人、あるいは雑誌やインターネットの病院ランキングを参考にする人もいるでしょう。

一般的に、がんの治療に関しては、症例数と治療成績は比例関係にあると考えてよいでしょう。つまり、「数をこなせば上手くなる」というように、同じような症例の治療経験が豊富な病院のほうが、専門性が高くて治療成績がよいということです。

手術件数が多い病院をハイボリュームセンター(high volume center)、逆に少ない病院をローボリュームセンター(low volume center)と呼びます。

がんの手術に関しては、「ハイボリュームセンターのほうがローボリュームセンターに比べて手術の結果がよい」という多くの研究結果があるのです。

ここでいう「手術の結果がよい」とは、術後の合併症が少なく、手術による死亡リスクが低いということです。

さらに最近、日本での様々な医療施設（病院）におけるがん（食道がん、胆道がん、すい臓がん）の手術例数と長期の生存率との関係についての研究が行われました。

その結果、これらすべてのがんに関して、ローボリュームセンターに比べてハイボリュームセンターで3年生存率が高くなっていたのです。

たとえば、すい臓がんの場合、手術件数が多いハイボリュームセンターで手術を受けた場合と比較し、それよりも少ないミドルボリュームセンターで受けた場合は、3年時での死亡リスクがおよそ40％増加しました。そして、最も手術件数が少ないローボリュームセンターで受けた場合は、90％も増加するという結果でした。

このように、たとえばすい臓がん、胆道がん、食道がんの手術のように、手技が複雑で、難易度が高いがん手術の場合、手術をたくさんしている病院で受けたほうが長生きするということが明らかとなっています。

この研究報告を受け、日本におけるすい臓がん診療ガイドラインにも、「膵頭十二指腸切除術などのすい臓がんに対する外科切除術は、専門医がいて手術の実施数が多い施設では手術後のトラブルが少なく、トラブル発生時の処置もすぐれているという利点があります」と記載されているほどなのです。

これらの研究結果から言えることは、「がんの手術を受けるなら、同じ臓器のがんに対する手術をたくさんしている病院で受けたほうがよい」ということです。

とくにすい臓がんなどのように高度な手術の技術と徹底した術中・術後管理が必要になるがんでは、ハイボリュームセンターで手術を受けるほうがより安全であると言えます。また、抗がん剤や放射線治療についても、治療件数の多い病院のほうが、生存率が高いという報告がみられます。

したがって、やはり手術と同様に、治療件数の多い病院を選ぶべきだと思います。

もちろん通院時間や交通費の問題もあるので、望ましい病院を確実に選べるわけではありませんが、手術などがんの治療を受ける病院選びで悩んだ場合には、治療件数のランキングで少しでも上のランクの病院を選ぶのがおすすめです。

治療後はどの病院に通うべきか？

では、再発防止のためには、どの病院に通うべきなのでしょうか？

1回目のがんの時と同じ病院、医療機器が整った病院、それとも自宅から近い病院……どれが望ましいのでしょうか？

通常、がんは手術など治療した後に5年間（乳がんなどでは10年間）は再発の可能性があるため、その期間は再発のチェックが必要です。

治療後の経過観察や再発のチェックのためには、必ずしも最初の治療を受けた病院に通い続ける必要はありません。

術後3カ月または6カ月、抗がん剤治療がひと通り終了した時など、治療が一段落ついた時点で、主治医の許可を得てから近所の通いやすい病院にかかりつけの病院を切り替えてもいいでしょう。

ただし、かかりつけの病院にCT検査など再発のチェックに必要な検査設備がない場合には、定期的に最初の治療を受けた病院で検査を受けるようにしてください。

おわりに

医学の進歩はめざましいものがあります。

とくに、がんの分野では、新しい診断法や治療法を見つけるための研究開発がますます盛んになっています。「がんに画期的な新薬が登場」という新聞の見出しをみることも増えてきました。数年後には、「がんは完全に治る病気になるのでは？」とさえ思えるくらい明るいニュースもあります。

私が外科医になって、すでに25年以上経ちました。この間、がんの治療は格段に進歩したと肌で感じています。とくに最近では、次々と効果が高い抗がん剤や治療法が導入され、がん患者さんの生存率は確実に改善しつつあります。実際に、私が研修医だった頃には治らなかったがんも、今では治るようになってきました。

しかしながら、どれだけ医療が進歩しても、すべてのがんが治るわけではありません。最新の治療法をもってしても、残念ながら、がんで亡くなる人はいるのです。今後、人口の高齢化とともに、がんにかかる人とがんで死亡する人の数はさらに増加することが予想され、２０３０年前後には、「がん多死社会」が到来すると言われています。

一方で、私は長年にわたり多くのがん患者さんを観察してきた経験から、「がんにならない」あるいは「がんになっても死なない」ためには、普段からの生活習慣がとても大切であると実感しています。

それは、本書で紹介したとおり、別に難しいことではなく、知っていればとてもシンプルな習慣なのです。

そして、この「がんにならないシンプルな習慣」は、がんに限らず、すべての病気を予防・克服し、健康に長生きできるコツでもあるのです。

本書が、がんと告知された患者さん、あるいはがんの不安を抱えたみなさんに少しでもお役に立てればこれ以上の喜びはありません。

最後までお読みいただき、本当にありがとうございました。

２０２０年6月吉日

佐藤典宏

JR, Joshu CE, Prizment AE, et al. Periodontal Disease Assessed Using Clinical Dental Measurements and Cancer Risk in the ARIC Study. J Natl Cancer Inst 2018,110:843-854.
[102] Heikkila P, But A, Sorsa T, Haukka J. Periodontitis and cancer mortality: Register-based cohort study of 68,273 adults in 10-year follow-up. Int J Cancer 2018,142:2244-2253.
[103] Ye L, Jiang Y, Liu W, Tao H. Correlation between periodontal disease and oral cancer risk: A meta-analysis. J Cancer Res Ther 2016,12:C237-C240.
[104] Michaud DS, Fu Z, Shi J, Chung M. Periodontal Disease, Tooth Loss, and Cancer Risk. Epidemiol Rev 2017,39:49-58.
[105] Zeng XT, Xia LY, Zhang YG, Li S, Leng WD, Kwong JS. Periodontal Disease and Incident Lung Cancer Risk: A Meta-Analysis of Cohort Studies. J Periodontol 2016,87:1158-1164.

[94] Sakai Y, Takayanagi K, Ohno M, Inose R, Fujiwara H. A trial of improvement of immunity in cancer patients by laughter therapy. Jpn Hosp 2013:53-59.
[95] Tanaka A, Tokuda N, Ichihara K. Psychological and physiological effects of laughter yoga sessions in Japan: A pilot study. Nurs Health Sci 2018,20:304-312.
[96] Kurahashi N, Inoue M, Liu Y, Iwasaki M, Sasazuki S, Sobue T, et al. Passive smoking and lung cancer in Japanese non-smoking women: a prospective study. Int J Cancer 2008,122:653-657.
[97] Hanaoka T, Yamamoto S, Sobue T, Sasaki S, Tsugane S. Active and passive smoking and breast cancer risk in middle-aged Japanese women. Int J Cancer 2005,114:317-322.
[98] Michaud DS, Liu Y, Meyer M, Giovannucci E, Joshipura K. Periodontal disease, tooth loss, and cancer risk in male health professionals: a prospective cohort study. Lancet Oncol 2008,9:550-558.
[99] Arora M, Weuve J, Fall K, Pedersen NL, Mucci LA. An exploration of shared genetic risk factors between periodontal disease and cancers: a prospective co-twin study. Am J Epidemiol 2010,171:253-259.
[100] Nwizu NN, Marshall JR, Moysich K, Genco RJ, Hovey KM, Mai X, et al. Periodontal Disease and Incident Cancer Risk among Postmenopausal Women: Results from the Women's Health Initiative Observational Cohort. Cancer Epidemiol Biomarkers Prev 2017,26:1255-1265.
[101] Michaud DS, Lu J, Peacock-Villada AY, Barber

traffic noise and risk for non-hodgkin lymphoma among adults. Environ Res 2015,142:61-65.

[88] Imai K, Matsuyama S, Miyake S, Suga K, Nakachi K. Natural cytotoxic activity of peripheral-blood lymphocytes and cancer incidence: an 11-year follow-up study of a general population. Lancet 2000,356:1795-1799.

[89] Li Q, Morimoto K, Kobayashi M, Inagaki H, Katsumata M, Hirata Y, et al. Visiting a forest, but not a city, increases human natural killer activity and expression of anti-cancer proteins. Int J Immunopathol Pharmacol 2008,21:117-127.

[90] Li Q, Kobayashi M, Wakayama Y, Inagaki H, Katsumata M, Hirata Y, et al. Effect of phytoncide from trees on human natural killer cell function. Int J Immunopathol Pharmacol 2009,22:951-959.

[91] Li Q, Kobayashi M, Inagaki H, Hirata Y, Li YJ, Hirata K, et al. A day trip to a forest park increases human natural killer activity and the expression of anti-cancer proteins in male subjects. J Biol Regul Homeost Agents 2010,24:157-165.

[92] Takahashi K, Iwase M, Yamashita K, Tatsumoto Y, Ue H, Kuratsune H, et al. The elevation of natural killer cell activity induced by laughter in a crossover designed study. Int J Mol Med 2001,8:645-650.

[93] Hayashi T, Tsujii S, Iburi T, Tamanaha T, Yamagami K, Ishibashi R, et al. Laughter up-regulates the genes related to NK cell activity in diabetes. Biomed Res 2007,28:281-285.

2008,99:1502-1505.
[80] Tamakoshi A, Ohno Y. Self-reported sleep duration as a predictor of all-cause mortality: results from the JACC study, Japan. Sleep 2004,27:51-54.
[81] Sillah A, Watson NF, Schwartz SM, Gozal D, Phipps AI. Sleep apnea and subsequent cancer incidence. Cancer Causes Control 2018,29:987-994.
[82] Schuller HM, Al-Wadei HA, Ullah MF, Plummer HK, 3rd. Regulation of pancreatic cancer by neuropsychological stress responses: a novel target for intervention. Carcinogenesis 2012,33:191-196.
[83] Thaker PH, Han LY, Kamat AA, Arevalo JM, Takahashi R, Lu C, et al. Chronic stress promotes tumor growth and angiogenesis in a mouse model of ovarian carcinoma. Nat Med 2006,12:939-944.
[84] Chida Y, Hamer M, Wardle J, Steptoe A. Do stress-related psychosocial factors contribute to cancer incidence and survival? Nat Clin Pract Oncol 2008,5:466-475.
[85] Kamiya A, Hayama Y, Kato S, Shimomura A, Shimomura T, Irie K, et al. Genetic manipulation of autonomic nerve fiber innervation and activity and its effect on breast cancer progression. Nat Neurosci 2019,22:1289-1305.
[86] Andersen ZJ, Jorgensen JT, Elsborg L, Lophaven SN, Backalarz C, Laursen JE, et al. Long-term exposure to road traffic noise and incidence of breast cancer: a cohort study. Breast Cancer Res 2018,20:119.
[87] Sorensen M, Harbo Poulsen A, Ketzel M, Oksbjerg Dalton S, Friis S, Raaschou-Nielsen O. Residential exposure to

Subjects. J Epidemiol 2018,28:245-252.
[73] Sasazuki S, Inoue M, Tsuji I, Sugawara Y, Tamakoshi A, Matsuo K, et al. Body mass index and mortality from all causes and major causes in Japanese: results of a pooled analysis of 7 large-scale cohort studies. J Epidemiol 2011,21:417-430.
[74] Hurst Y, Fukuda H. Effects of changes in eating speed on obesity in patients with diabetes: a secondary analysis of longitudinal health check-up data. BMJ Open 2018,8:e019589.
[75] Lin Y, Peng Y, Liang B, Zhu S, Li L, Jang F, et al. Associations of dinner-to-bed time, post-dinner walk and sleep duration with colorectal cancer: A case-control study. Medicine (Baltimore) 2018,97:e12038.
[76] Hurley S, Goldberg D, Bernstein L, Reynolds P. Sleep duration and cancer risk in women. Cancer Causes Control 2015,26:1037-1045.
[77] Shigesato M, Kawai Y, Guillermo C, Youkhana F, Shvetsov YB, Setiawan VW, et al. Association between sleep duration and breast cancer incidence: The multiethnic cohort. Int J Cancer 2019.
[78] Schernhammer ES, Laden F, Speizer FE, Willett WC, Hunter DJ, Kawachi I, et al. Rotating night shifts and risk of breast cancer in women participating in the nurses' health study. J Natl Cancer Inst 2001,93:1563-1568.
[79] Kakizaki M, Kuriyama S, Sone T, Ohmori-Matsuda K, Hozawa A, Nakaya N, et al. Sleep duration and the risk of breast cancer: the Ohsaki Cohort Study. Br J Cancer

Sasazuki S, Tsugane S. Daily total physical activity level and total cancer risk in men and women: results from a large-scale population-based cohort study in Japan. Am J Epidemiol 2008,168:391-403.
[68] O'Donovan G, Lee IM, Hamer M, Stamatakis E. Association of "Weekend Warrior" and Other Leisure Time Physical Activity Patterns With Risks for All-Cause, Cardiovascular Disease, and Cancer Mortality. JAMA Intern Med 2017,177:335-342.
[69] Zhuang CL, Huang DD, Pang WY, Zhou CJ, Wang SL, Lou N, et al. Sarcopenia is an Independent Predictor of Severe Postoperative Complications and Long-Term Survival After Radical Gastrectomy for Gastric Cancer: Analysis from a Large-Scale Cohort. Medicine (Baltimore) 2016,95:e3164.
[70] Kawamura T, Makuuchi R, Tokunaga M, Tanizawa Y, Bando E, Yasui H, et al. Long-Term Outcomes of Gastric Cancer Patients with Preoperative Sarcopenia. Ann Surg Oncol 2018,25:1625-1632.
[71] Tanaka T, Takahashi K, Akishita M, Tsuji T, Iijima K. "Yubi-wakka" (finger-ring) test: A practical self-screening method for sarcopenia, and a predictor of disability and mortality among Japanese community-dwelling older adults. Geriatr Gerontol Int 2018,18:224-232.
[72] Koyanagi YN, Matsuo K, Ito H, Tamakoshi A, Sugawara Y, Hidaka A, et al. Body-Mass Index and Pancreatic Cancer Incidence: A Pooled Analysis of Nine Population-Based Cohort Studies With More Than 340,000 Japanese

2017,95:275-280.
[61]Lubin JH, De Stefani E, Abnet CC, Acosta G, Boffetta P, Victora C, et al. Mate drinking and esophageal squamous cell carcinoma in South America: pooled results from two large multicenter case-control studies. Cancer Epidemiol Biomarkers Prev 2014,23:107-116.
[62] Chen Y, Tong Y, Yang C, Gan Y, Sun H, Bi H, et al. Consumption of hot beverages and foods and the risk of esophageal cancer: a meta-analysis of observational studies. BMC Cancer 2015,15:449.
[63] Loomis D, Guyton KZ, Grosse Y, Lauby-Secretan B, El Ghissassi F, Bouvard V, et al. Carcinogenicity of drinking coffee, mate, and very hot beverages. Lancet Oncol 2016,17:877-878.
[64] Tai WP, Nie GJ, Chen MJ, Yaz TY, Guli A, Wuxur A, et al. Hot food and beverage consumption and the risk of esophageal squamous cell carcinoma: A case-control study in a northwest area in China. Medicine (Baltimore) 2017,96:e9325.
[65] Islami F, Poustchi H, Pourshams A, Khoshnia M, Gharavi A, Kamangar F, et al. A prospective study of tea drinking temperature and risk of esophageal squamous cell carcinoma. Int J Cancer 2019.
[66] Moore SC, Lee IM, Weiderpass E, Campbell PT, Sampson JN, Kitahara CM, et al. Association of Leisure-Time Physical Activity With Risk of 26 Types of Cancer in 1.44 Million Adults. JAMA Intern Med 2016,176:816-825.
[67] Inoue M, Yamamoto S, Kurahashi N, Iwasaki M,

JPHC study. Int J Cancer 2008,123:1935-1940.
[54] Kobayashi M, Tsubono Y, Sasazuki S, Sasaki S, Tsugane S. Vegetables, fruit and risk of gastric cancer in Japan: a 10-year follow-up of the JPHC Study Cohort I. Int J Cancer 2002,102:39-44.
[55] Jiang X, Liu Y, Ma L, Ji R, Qu Y, Xin Y, et al. Chemopreventive activity of sulforaphane. Drug Des Devel Ther 2018,12:2905-2913.
[56] Mori N, Shimazu T, Charvat H, Mutoh M, Sawada N, Iwasaki M, et al. Cruciferous vegetable intake and mortality in middle-aged adults: A prospective cohort study. Clin Nutr 2019,38:631-643.
[57] Mori N, Shimazu T, Sasazuki S, Nozue M, Mutoh M, Sawada N, et al. Cruciferous Vegetable Intake Is Inversely Associated with Lung Cancer Risk among Current Nonsmoking Men in the Japan Public Health Center (JPHC) Study. J Nutr 2017,147:841-849.
[58] Suzuki R, Iwasaki M, Hara A, Inoue M, Sasazuki S, Sawada N, et al. Fruit and vegetable intake and breast cancer risk defined by estrogen and progesterone receptor status: the Japan Public Health Center-based Prospective Study. Cancer Causes Control 2013,24:2117-2128.
[59] Lin BW, Gong CC, Song HF, Cui YY. Effects of anthocyanins on the prevention and treatment of cancer. Br J Pharmacol 2017,174:1226-1243.
[60] Lippert E, Ruemmele P, Obermeier F, Goelder S, Kunst C, Rogler G, et al. Anthocyanins Prevent Colorectal Cancer Development in a Mouse Model. Digestion

[47] Wu L, Wang Z, Zhu J, Murad AL, Prokop LJ, Murad MH. Nut consumption and risk of cancer and type 2 diabetes: a systematic review and meta-analysis. Nutr Rev 2015,73:409-425.
[48] Hashemian M, Murphy G, Etemadi A, Dawsey SM, Liao LM, Abnet CC. Nut and peanut butter consumption and the risk of esophageal and gastric cancer subtypes. Am J Clin Nutr 2017,106:858-864.
[49] Hashemian M, Murphy G, Etemadi A, Poustchi H, Sharafkhah M, Kamangar F, et al. Nut consumption and the risk of oesophageal squamous cell carcinoma in the Golestan Cohort Study. Br J Cancer 2018,119:176-181.
[50] van den Brandt PA, Nieuwenhuis L. Tree nut, peanut, and peanut butter intake and risk of postmenopausal breast cancer: The Netherlands Cohort Study. Cancer Causes Control 2018,29:63-75.
[51] Aune D, Keum N, Giovannucci E, Fadnes LT, Boffetta P, Greenwood DC, et al. Nut consumption and risk of cardiovascular disease, total cancer, all-cause and cause-specific mortality: a systematic review and dose-response meta-analysis of prospective studies. BMC Med 2016,14:207.
[52] Oyebode O, Gordon-Dseagu V, Walker A, Mindell JS. Fruit and vegetable consumption and all-cause, cancer and CVD mortality: analysis of Health Survey for England data. J Epidemiol Community Health 2014,68:856-862.
[53] Yamaji T, Inoue M, Sasazuki S, Iwasaki M, Kurahashi N, Shimazu T, et al. Fruit and vegetable consumption and squamous cell carcinoma of the esophagus in Japan: the

fatty acid intake and cancer risk: results from the French prospective cohort NutriNet-Sante. Eur J Nutr 2018.
[41] Han J, Jiang Y, Liu X, Meng Q, Xi Q, Zhuang Q, et al. Dietary Fat Intake and Risk of Gastric Cancer: A Meta-Analysis of Observational Studies. PLoS One 2015,10:e0138580.
[42] Brennan SF, Woodside JV, Lunny PM, Cardwell CR, Cantwell MM. Dietary fat and breast cancer mortality: A systematic review and meta-analysis. Crit Rev Food Sci Nutr 2017,57:1999-2008.
[43] Kurahashi N, Inoue M, Iwasaki M, Sasazuki S, Tsugane AS. Dairy product, saturated fatty acid, and calcium intake and prostate cancer in a prospective cohort of Japanese men. Cancer Epidemiol Biomarkers Prev 2008,17:930-937.
[44] Zhuang P, Zhang Y, He W, Chen X, Chen J, He L, et al. Dietary Fats in Relation to Total and Cause-Specific Mortality in a Prospective Cohort of 521 120 Individuals With 16 Years of Follow-Up. Circ Res 2019,124:757-768.
[45] Guasch-Ferre M, Bullo M, Martinez-Gonzalez MA, Ros E, Corella D, Estruch R, et al. Frequency of nut consumption and mortality risk in the PREDIMED nutrition intervention trial. BMC Med 2013,11:164.
[46] Bonaccio M, Di Castelnuovo A, De Curtis A, Costanzo S, Bracone F, Persichillo M, et al. Nut consumption is inversely associated with both cancer and total mortality in a Mediterranean population: prospective results from the Moli-sani study. Br J Nutr 2015,114:804-811.

[34] Song J, Su H, Wang BL, Zhou YY, Guo LL. Fish consumption and lung cancer risk: systematic review and meta-analysis. Nutr Cancer 2014,66:539-549.
[35] Wu S, Feng B, Li K, Zhu X, Liang S, Liu X, et al. Fish consumption and colorectal cancer risk in humans: a systematic review and meta-analysis. Am J Med 2012,125:551-559 e555.
[36] Hidaka A, Shimazu T, Sawada N, Yamaji T, Iwasaki M, Sasazuki S, et al. Fish, n-3 PUFA consumption, and pancreatic cancer risk in Japanese: a large, population-based, prospective cohort study. Am J Clin Nutr 2015,102:1490-1497.
[37] Francisco V, Ruiz-Fernandez C, Lahera V, Lago F, Pino J, Skaltsounis L, et al. Natural Molecules for Healthy Lifestyles: Oleocanthal from Extra Virgin Olive Oil. J Agric Food Chem 2019.
[38] Toledo E, Salas-Salvado J, Donat-Vargas C, Buil-Cosiales P, Estruch R, Ros E, et al. Mediterranean Diet and Invasive Breast Cancer Risk Among Women at High Cardiovascular Risk in the PREDIMED Trial: A Randomized Clinical Trial. JAMA Intern Med 2015,175:1752-1760.
[39] Banim PJ, Luben R, Khaw KT, Hart AR. Dietary oleic acid is inversely associated with pancreatic cancer - Data from food diaries in a cohort study. Pancreatology 2018,18:655-660.
[40] Sellem L, Srour B, Gueraud F, Pierre F, Kesse-Guyot E, Fiolet T, et al. Saturated, mono- and polyunsaturated

Nakaya N, Ohmori-Matsuda K, et al. Coffee consumption and the risk of oral, pharyngeal, and esophageal cancers in Japan: the Miyagi Cohort Study. Am J Epidemiol 2008,168:1425-1432.

[28] Tran KT, Coleman HG, McMenamin UC, Cardwell CR. Coffee consumption by type and risk of digestive cancer: a large prospective cohort study. Br J Cancer 2019.

[29] Bouvard V, Loomis D, Guyton KZ, Grosse Y, Ghissassi FE, Benbrahim-Tallaa L, et al. Carcinogenicity of consumption of red and processed meat. Lancet Oncol 2015,16:1599-1600.

[30] Chan DS, Lau R, Aune D, Vieira R, Greenwood DC, Kampman E, et al. Red and processed meat and colorectal cancer incidence: meta-analysis of prospective studies. PLoS One 2011,6:e20456.

[31] Diallo A, Deschasaux M, Latino-Martel P, Hercberg S, Galan P, Fassier P, et al. Red and processed meat intake and cancer risk: Results from the prospective NutriNet-Sante cohort study. Int J Cancer 2018,142:230-237.

[32] Takachi R, Tsubono Y, Baba K, Inoue M, Sasazuki S, Iwasaki M, et al. Red meat intake may increase the risk of colon cancer in Japanese, a population with relatively low red meat consumption. Asia Pac J Clin Nutr 2011,20:603-612.

[33] Zheng JS, Hu XJ, Zhao YM, Yang J, Li D. Intake of fish and marine n-3 polyunsaturated fatty acids and risk of breast cancer: meta-analysis of data from 21 independent prospective cohort studies. BMJ 2013,346:f3706.

Beverage Consumption and Risk of Biliary Tract and Gallbladder Cancer in a Prospective Study. J Natl Cancer Inst 2016,108.
[21] Inoue-Choi M, Robien K, Mariani A, Cerhan JR, Anderson KE. Sugar-sweetened beverage intake and the risk of type I and type II endometrial cancer among postmenopausal women. Cancer Epidemiol Biomarkers Prev 2013,22:2384-2394.
[22] Poole R, Kennedy OJ, Roderick P, Fallowfield JA, Hayes PC, Parkes J. Coffee consumption and health: umbrella review of meta-analyses of multiple health outcomes. BMJ 2017,359:j5024.
[23] Lafranconi A, Micek A, De Paoli P, Bimonte S, Rossi P, Quagliariello V, et al. Coffee Intake Decreases Risk of Postmenopausal Breast Cancer: A Dose-Response Meta-Analysis on Prospective Cohort Studies. Nutrients 2018,10.
[24] Schmit SL, Rennert HS, Rennert G, Gruber SB. Coffee Consumption and the Risk of Colorectal Cancer. Cancer Epidemiol Biomarkers Prev 2016,25:634-639.
[25] Inoue M, Yoshimi I, Sobue T, Tsugane S. Influence of coffee drinking on subsequent risk of hepatocellular carcinoma: a prospective study in Japan. J Natl Cancer Inst 2005,97:293-300.
[26] Shimazu T, Inoue M, Sasazuki S, Iwasaki M, Kurahashi N, Yamaji T, et al. Coffee consumption and risk of endometrial cancer: a prospective study in Japan. Int J Cancer 2008,123:2406-2410.
[27] Naganuma T, Kuriyama S, Kakizaki M, Sone T,

cohort. BMJ 2018,360:k322.
[14] Kim H, Hu EA, Rebholz CM. Ultra-processed food intake and mortality in the USA: results from the Third National Health and Nutrition Examination Survey (NHANES III, 1988-1994). Public Health Nutr 2019:1-9.
[15] Chazelas E, Srour B, Desmetz E, Kesse-Guyot E, Julia C, Deschamps V, et al. Sugary drink consumption and risk of cancer: results from NutriNet-Sante prospective cohort. BMJ 2019,366:l2408.
[16] Malik VS, Li Y, Pan A, De Koning L, Schernhammer E, Willett WC, et al. Long-Term Consumption of Sugar-Sweetened and Artificially Sweetened Beverages and Risk of Mortality in US Adults. Circulation 2019,139:2113-2125.
[17] Hodge AM, Bassett JK, Milne RL, English DR, Giles GG. Consumption of sugar-sweetened and artificially sweetened soft drinks and risk of obesity-related cancers. Public Health Nutr 2018,21:1618-1626.
[18] Romanos-Nanclares A, Toledo E, Gardeazabal I, Jimenez-Moleon JJ, Martinez-Gonzalez MA, Gea A. Sugar-sweetened beverage consumption and incidence of breast cancer: the Seguimiento Universidad de Navarra (SUN) Project. Eur J Nutr 2018.
[19] Schernhammer ES, Hu FB, Giovannucci E, Michaud DS, Colditz GA, Stampfer MJ, et al. Sugar-sweetened soft drink consumption and risk of pancreatic cancer in two prospective cohorts. Cancer Epidemiol Biomarkers Prev 2005,14:2098-2105.
[20] Larsson SC, Giovannucci EL, Wolk A. Sweetened

[7] Inoue M, Tsugane S. Impact of alcohol drinking on total cancer risk: data from a large-scale population-based cohort study in Japan. Br J Cancer 2005,92:182-187.
[8] Shimazu T, Sasazuki S, Wakai K, Tamakoshi A, Tsuji I, Sugawara Y, et al. Alcohol drinking and primary liver cancer: a pooled analysis of four Japanese cohort studies. Int J Cancer 2012,130:2645-2653.
[9] Ishiguro S, Sasazuki S, Inoue M, Kurahashi N, Iwasaki M, Tsugane S. Effect of alcohol consumption, cigarette smoking and flushing response on esophageal cancer risk: a population-based cohort study (JPHC study). Cancer Lett 2009,275:240-246.
[10] Mizoue T, Inoue M, Wakai K, Nagata C, Shimazu T, Tsuji I, et al. Alcohol drinking and colorectal cancer in Japanese: a pooled analysis of results from five cohort studies. Am J Epidemiol 2008,167:1397-1406.
[11] Suzuki R, Iwasaki M, Inoue M, Sasazuki S, Sawada N, Yamaji T, et al. Alcohol consumption-associated breast cancer incidence and potential effect modifiers: the Japan Public Health Center-based Prospective Study. Int J Cancer 2010,127:685-695.
[12] Marugame T, Yamamoto S, Yoshimi I, Sobue T, Inoue M, Tsugane S. Patterns of alcohol drinking and all-cause mortality: results from a large-scale population-based cohort study in Japan. Am J Epidemiol 2007,165:1039-1046.
[13] Fiolet T, Srour B, Sellem L, Kesse-Guyot E, Alles B, Mejean C, et al. Consumption of ultra-processed foods and cancer risk: results from NutriNet-Sante prospective

【参考文献】

[1] Srour B, Plancoulaine S, Andreeva VA, Fassier P, Julia C, Galan P, et al. Circadian nutritional behaviours and cancer risk: New insights from the NutriNet-sante prospective cohort study: Disclaimers. Int J Cancer 2018,143:2369-2379.

[2] Lin Y, Peng Y, Liang B, Zhu S, Li L, Jang F, et al. Associations of dinner-to-bed time, post-dinner walk and sleep duration with colorectal cancer: A case-control study. Medicine (Baltimore) 2018,97:e12038.

[3] Kogevinas M, Espinosa A, Castello A, Gomez-Acebo I, Guevara M, Martin V, et al. Effect of mistimed eating patterns on breast and prostate cancer risk (MCC-Spain Study). Int J Cancer 2018,143:2380-2389.

[4] Tsugane S, Sasazuki S, Kobayashi M, Sasaki S. Salt and salted food intake and subsequent risk of gastric cancer among middle-aged Japanese men and women. Br J Cancer 2004,90:128-134.

[5] Shikata K, Kiyohara Y, Kubo M, Yonemoto K, Ninomiya T, Shirota T, et al. A prospective study of dietary salt intake and gastric cancer incidence in a defined Japanese population: the Hisayama study. Int J Cancer 2006,119:196-201.

[6] Takachi R, Inoue M, Shimazu T, Sasazuki S, Ishihara J, Sawada N, et al. Consumption of sodium and salted foods in relation to cancer and cardiovascular disease: the Japan Public Health Center-based Prospective Study. Am J Clin Nutr 2010,91:456-464.

著者紹介

佐藤典宏（さとう　のりひろ）

医師・医学博士（産業医科大学第１外科講師、在宅サポートながさきクリニック非常勤医師）。
1968年、福岡県生まれ。93年、九州大学医学部卒業。外科医として研修後、九州大学大学院へ入学。2001年から米国ジョンズ・ホプキンス大学医学部にてがんの分子生物学を研究。2006年より九州大学腫瘍制御学助手、12年より産業医科大学助教を経て現在にいたる。膵臓がんを中心に1000例以上の外科手術を経験し、日本外科学会、日本消化器外科学会専門医・指導医、がん治療認定医の資格を取得。16年に「がんをあきらめない人の情報ブログ」（https://satonorihiro.xyz/）を開設し、がんについての情報を発信。著書に『ガンとわかったら読む本』（マキノ出版）、『がんが治る人治らない人』（あさ出版）等がある。

手術件数《しゅじゅつけんすう》1000件超《けんちょう》の名医《めいい》が教《おし》える
がんにならないシンプルな習慣《しゅうかん》

2020年７月20日　第１刷

著　　者　佐《さ》藤《とう》典《のり》宏《ひろ》

発 行 者　小澤源太郎

責任編集　株式会社 プライム涌光
電話　編集部　03(3203)2850

発 行 所　株式会社 青春出版社
東京都新宿区若松町12番１号 〒162-0056
振替番号　00190-7-98602
電話　営業部　03(3207)1916

印　刷　中央精版印刷　　製　本　フォーネット社

ISBN978-4-413-23159-6 C0047

朝30分早く起きるだけで仕事も人生もうまく回りだす
「夜型だった」自分が残業0、収入3倍、自分の時間10倍になった黄金時間活用術
菊原智明

朝1分！「顔の骨トレ」で10歳若くなる！
「しみやたるみ」は骨の老化が原因だった
山本江示子　山本慎吾［監修］

なぜ、身近な関係ほどこじれやすいのか？
心に溜まったモヤモヤが晴れてくる！アサーティブの魔法
森田汐生

図で見てわかるオーソモレキュラー栄養療法
うつがよくなる食べ物、悪くなる食べ物
溝口　徹

AIを超える！
子どもの才能は「脳育体操」で目覚めさせる！
南　友介　泉原嘉郎［監修］

青春出版社の四六判シリーズ

世界に出ても負けない子に育てる
ビジネス、スポーツ、人生で求められる4つの力の伸ばし方
玉井満代

いつでも100％の力を発揮できる心の整え方
東　篤志

科学はこう「たとえる」とおもしろい！
左巻健男

脳が忘れない英語の「超」勉強法
16万人の脳画像を見てきた脳医学者が自ら実践！
瀧　靖之

巣立っていく君へ母から息子への50の手紙
覚えていてほしいこと、今、贈るね
若松亜紀